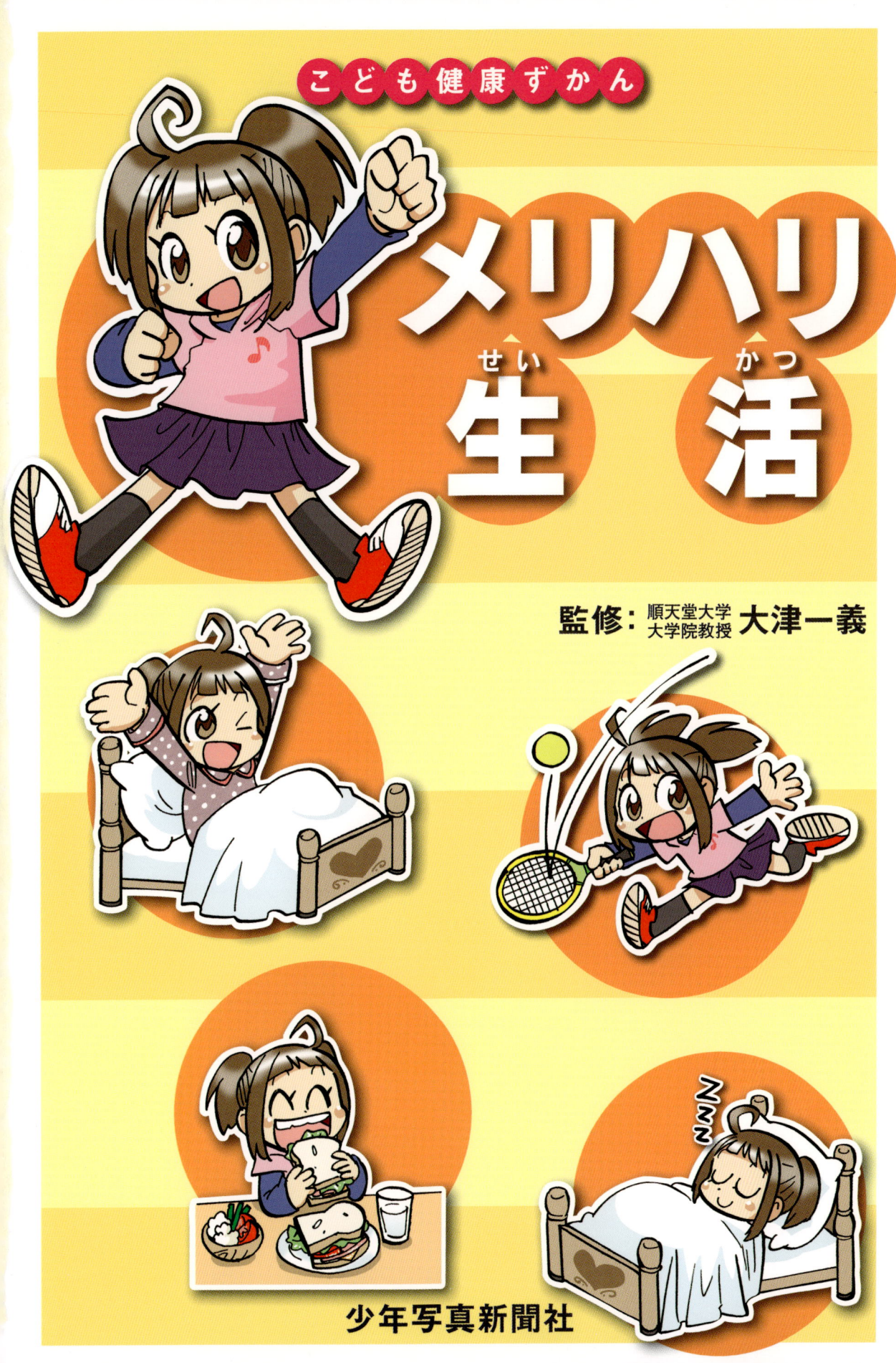

もくじ

みらいちゃんの1日	12
けん太君の1日	14
生活リズムをつくる朝の光	16
メリハリ生活と健康	18
大切なのは早起き！	20
1日の始まりは朝ご飯！	22
朝ご飯、何を食べる？	24
食べることは育つこと	26
世界のご飯	28
おやつを上手に食べよう！	30

外に出て遊ぼう！	32
「ねる子は育つ」ってホント!?	34
どうしてねなくちゃいけないの？	36
ついつい夜ふかし…なんでかな？	38
夜ふかしは体の毒！	40
動物のすいみん	42
メリハリウイークチェックシート	44
あとがき	46
さくいん	47

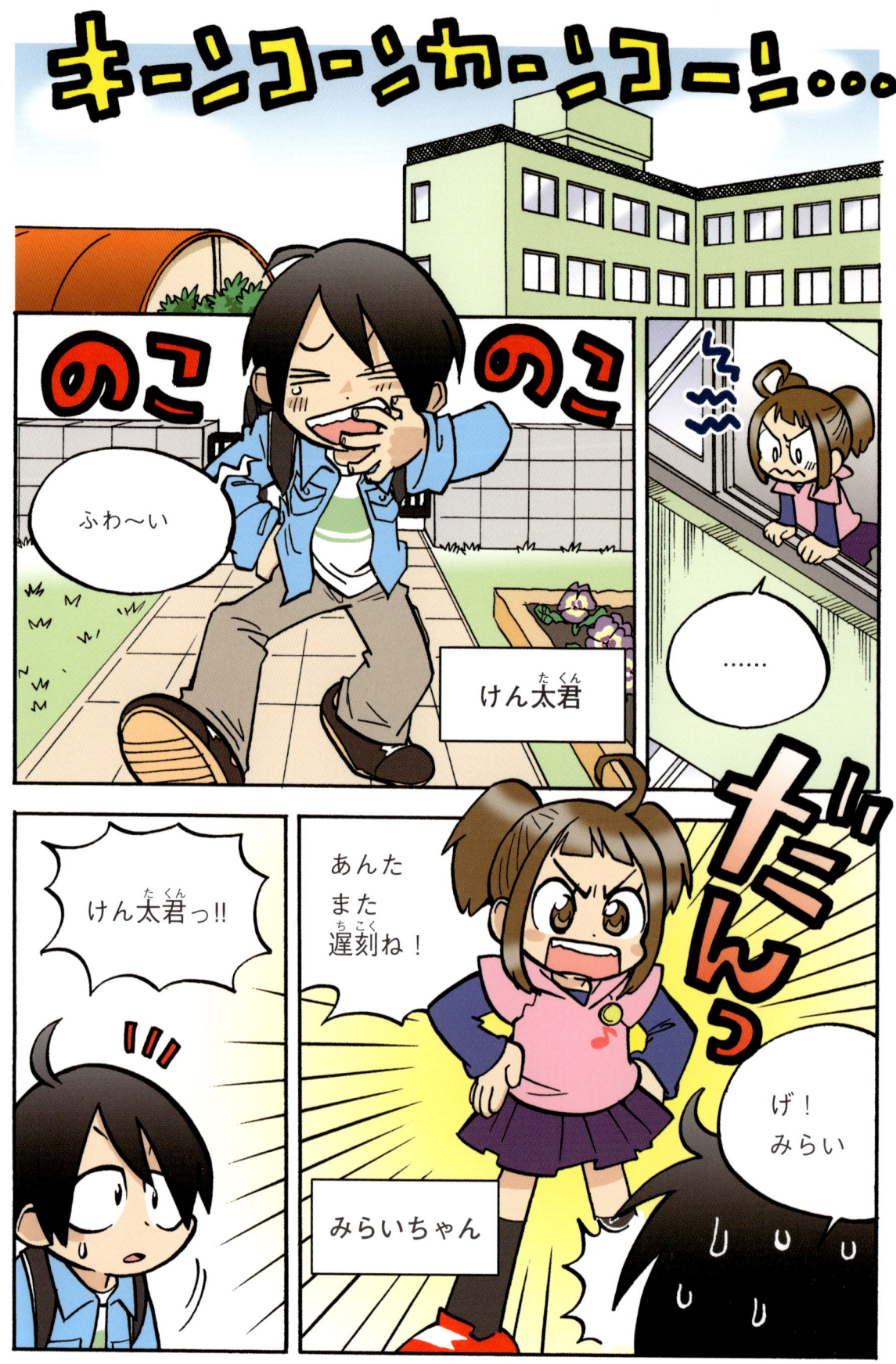

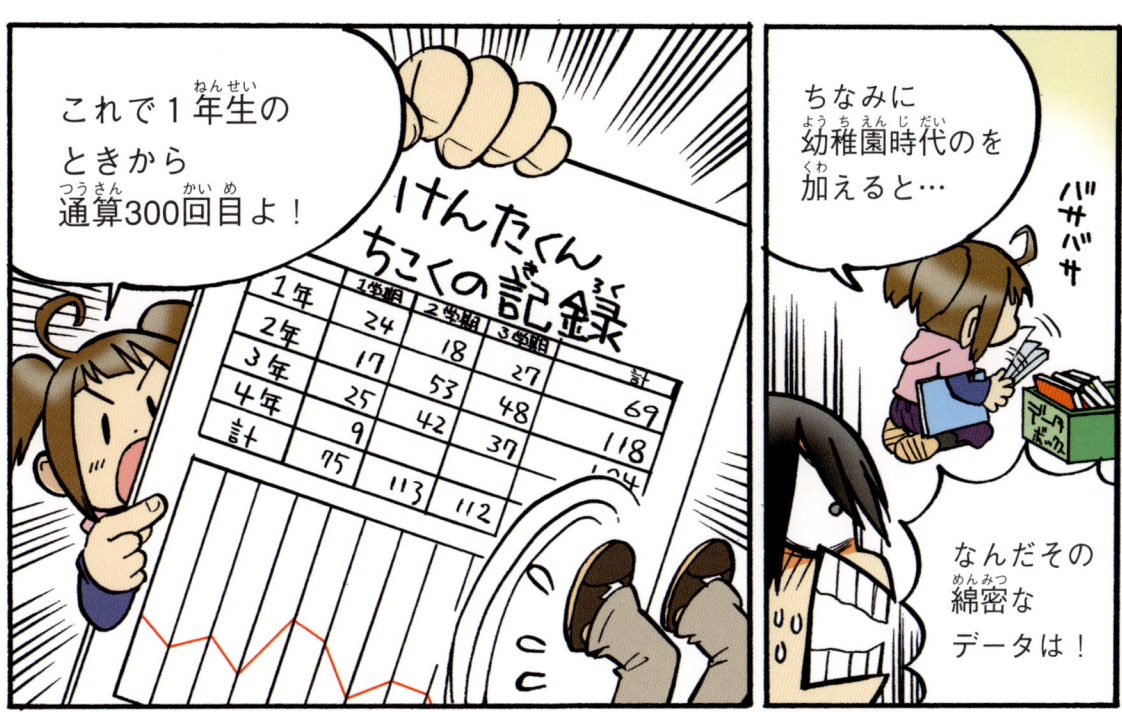
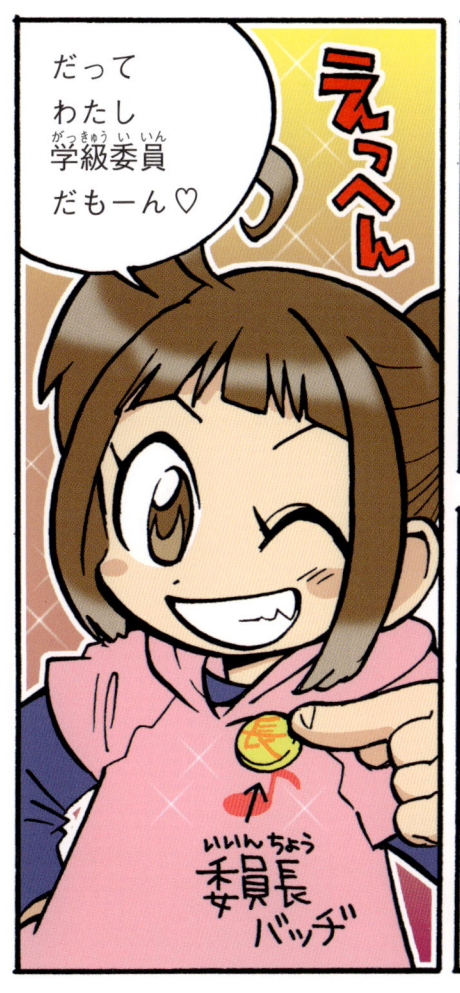
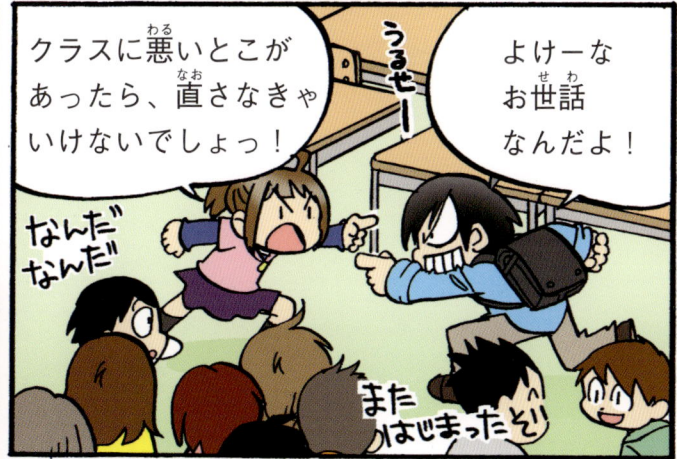
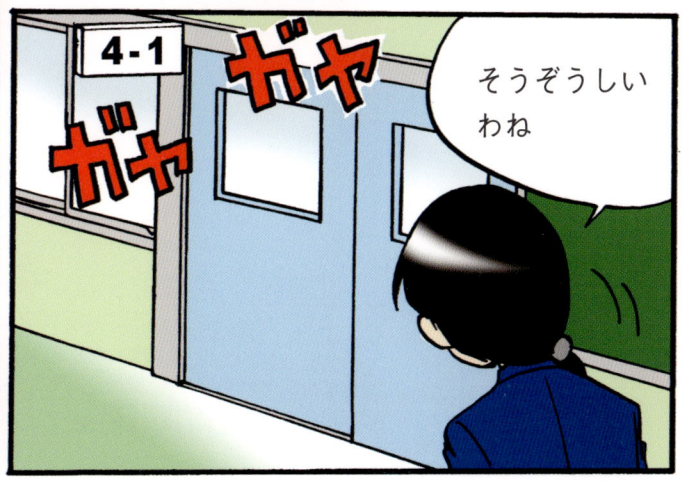

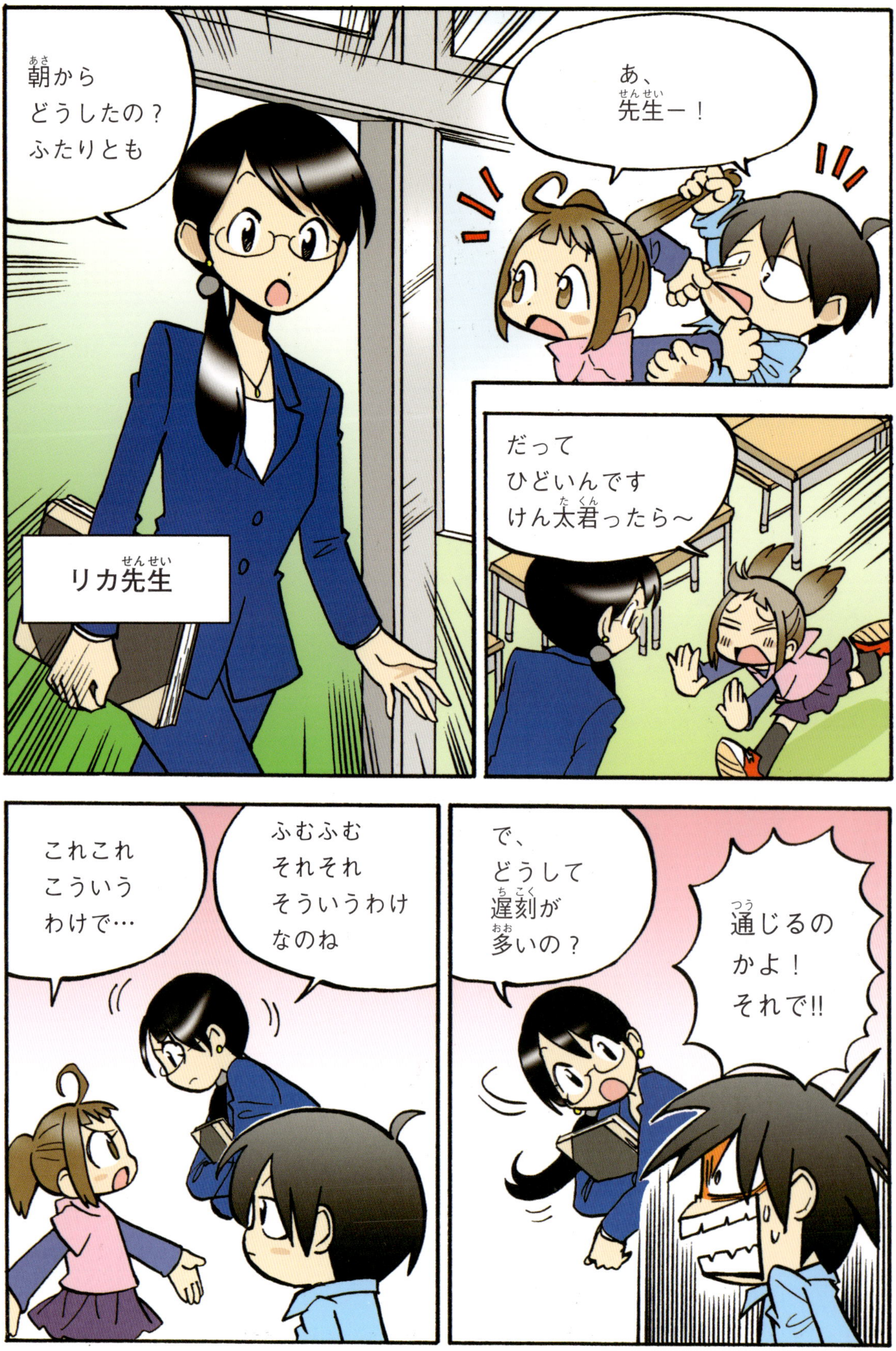

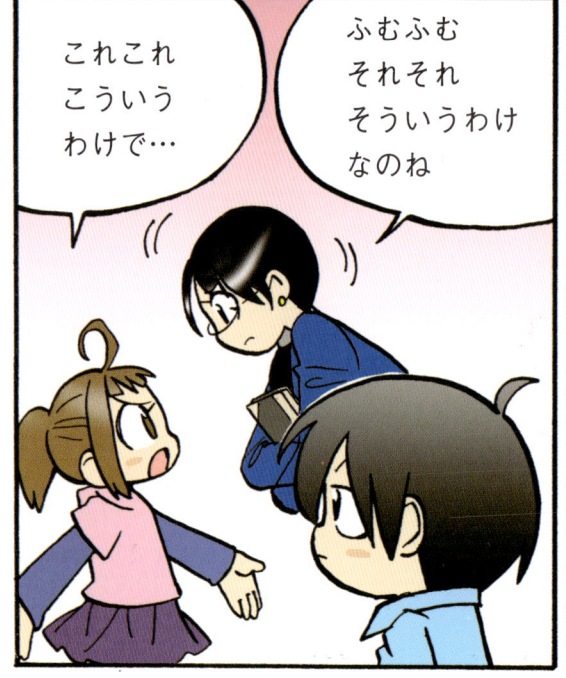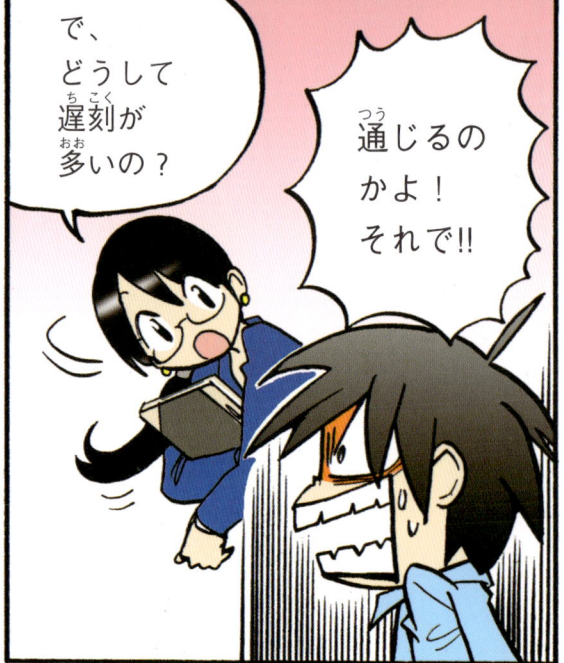

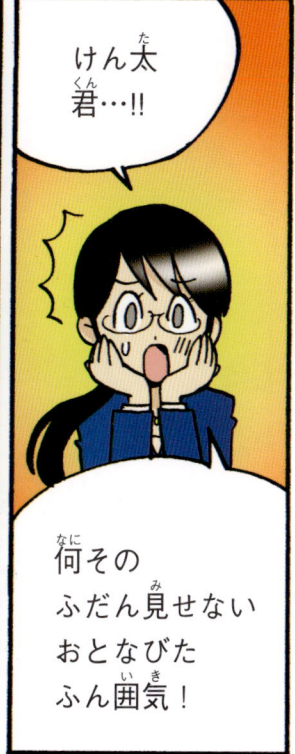
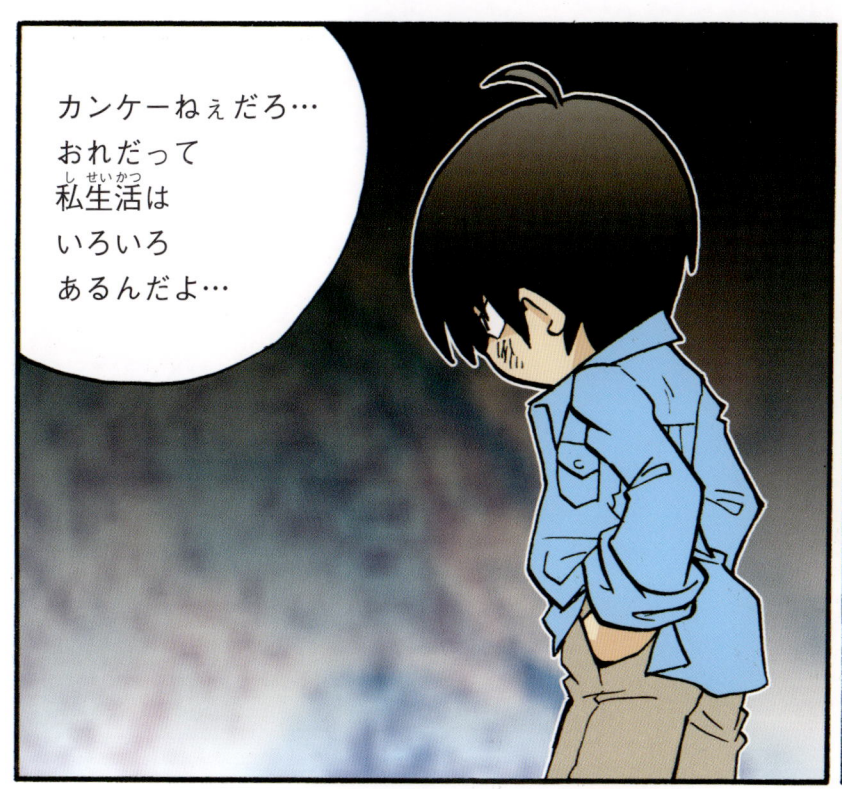
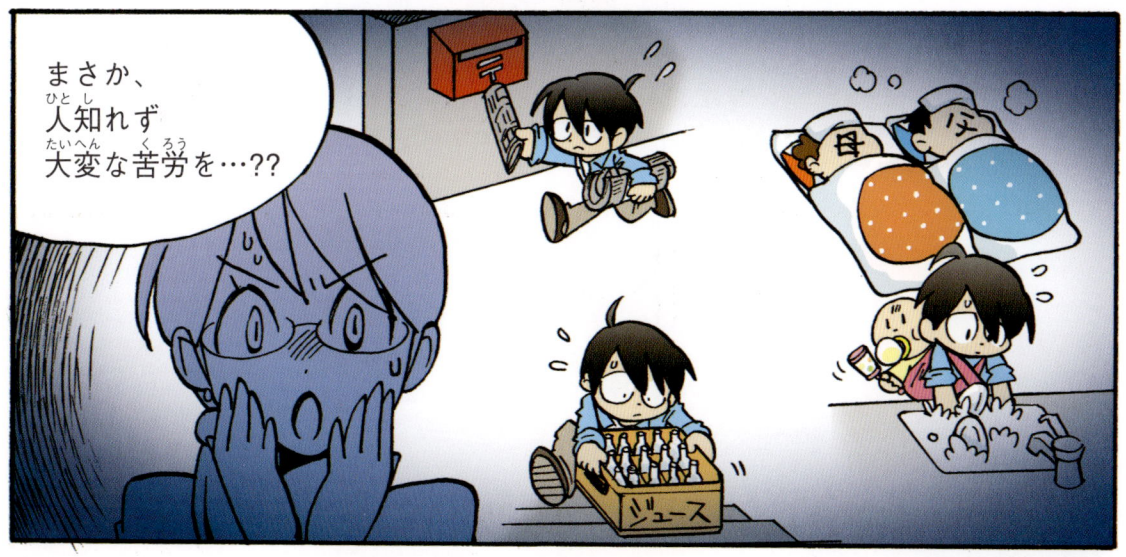
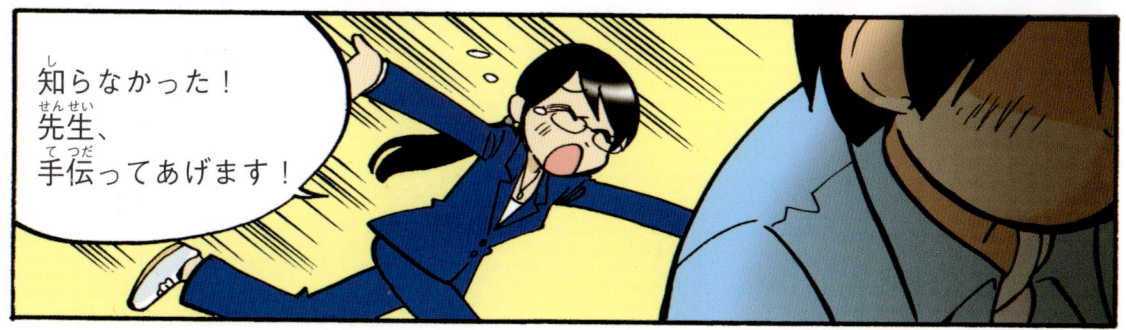

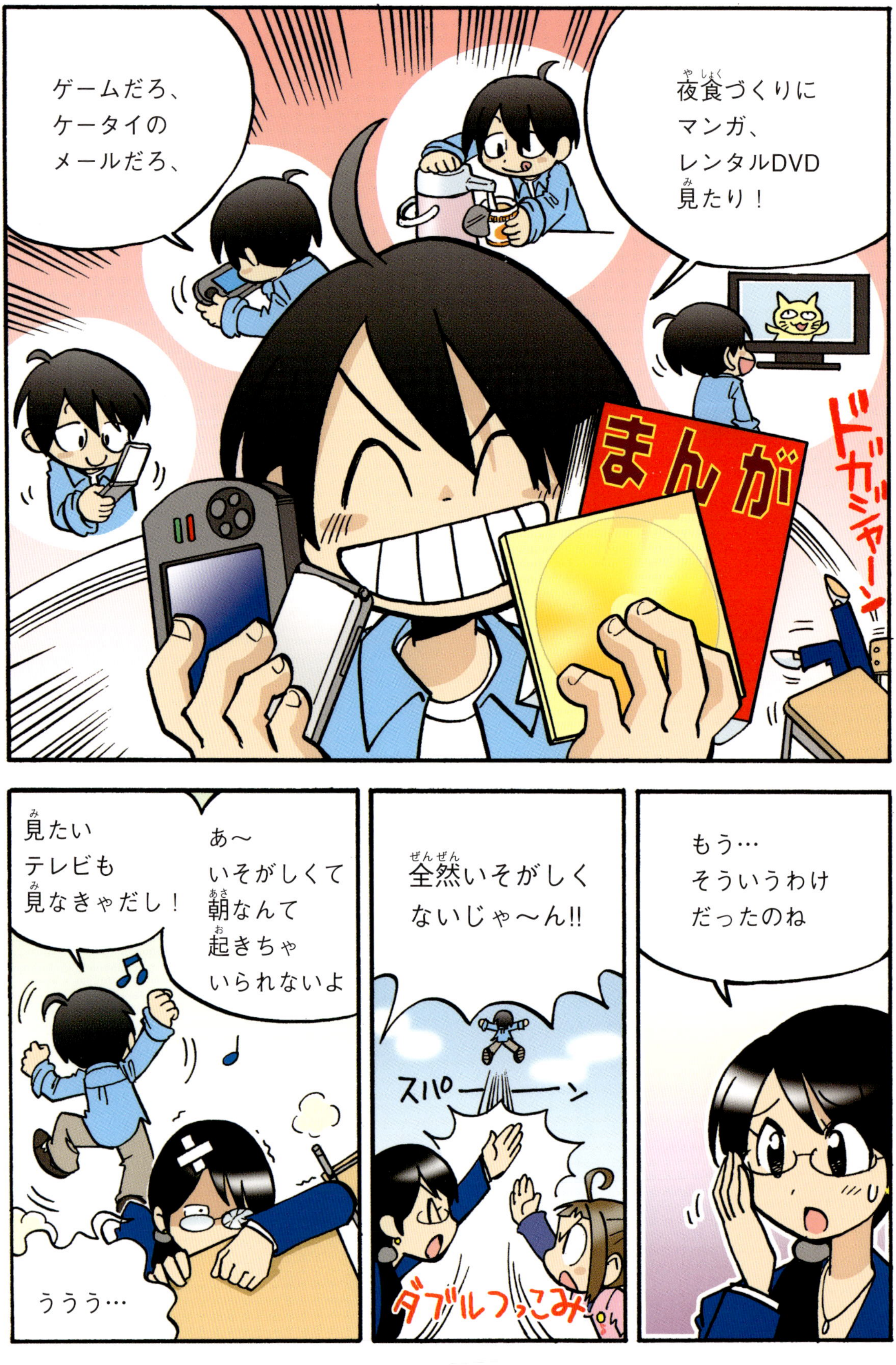

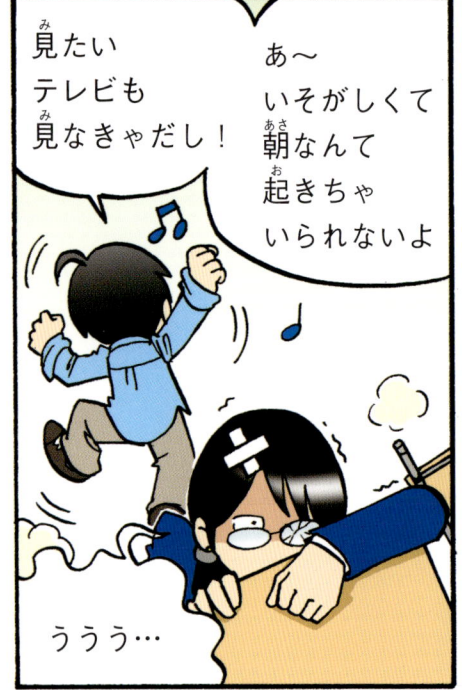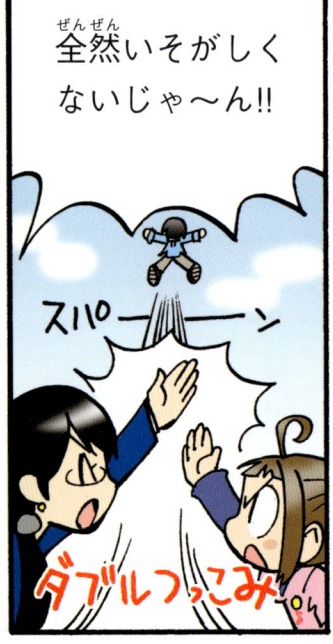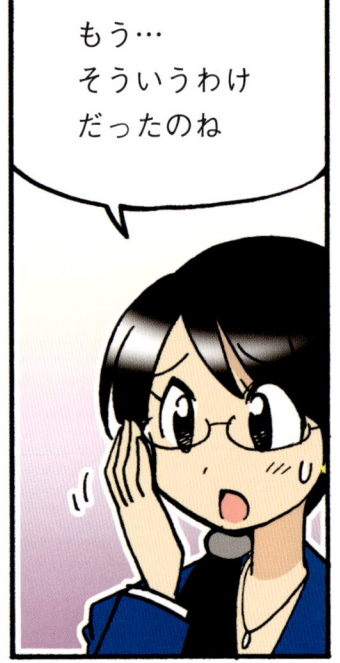

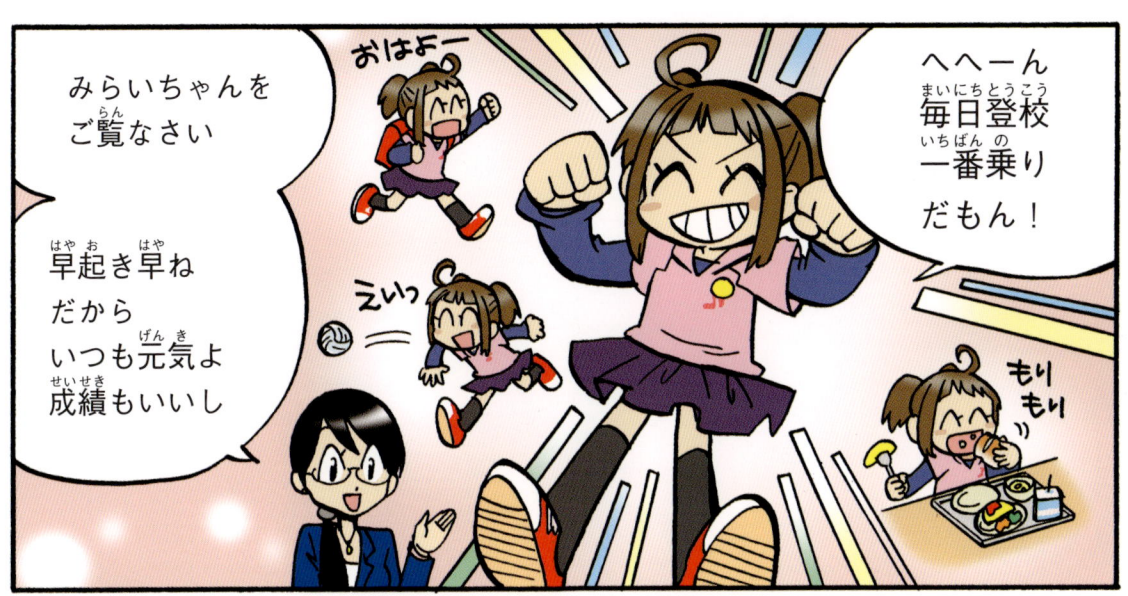

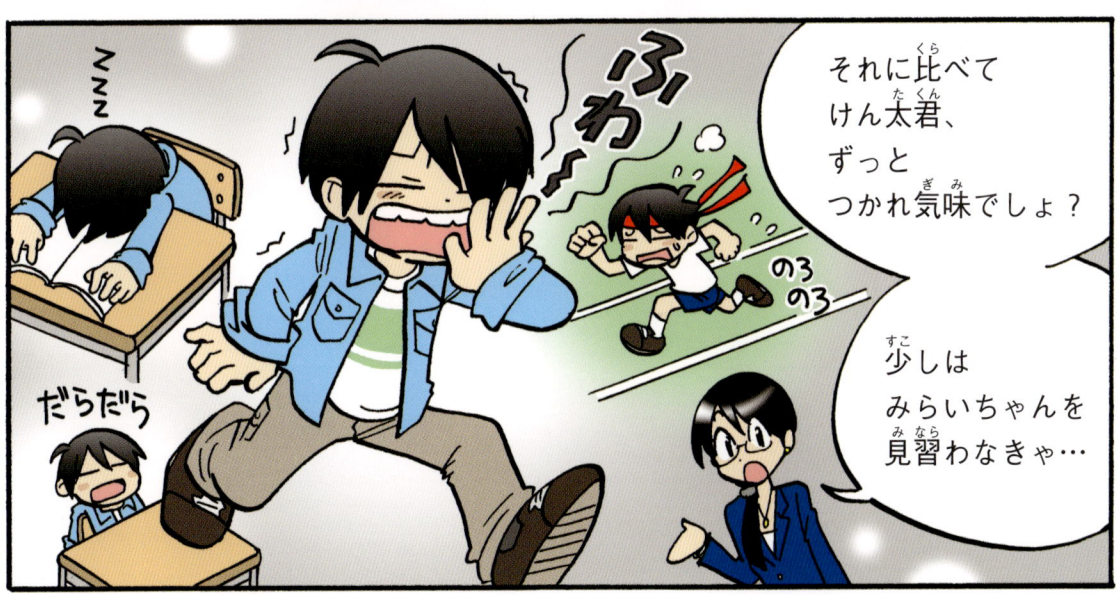

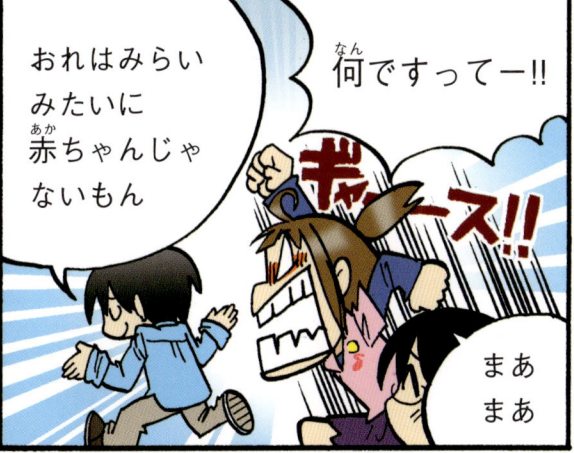

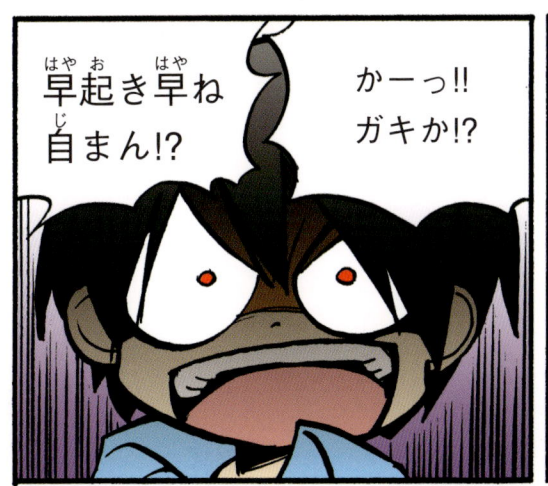

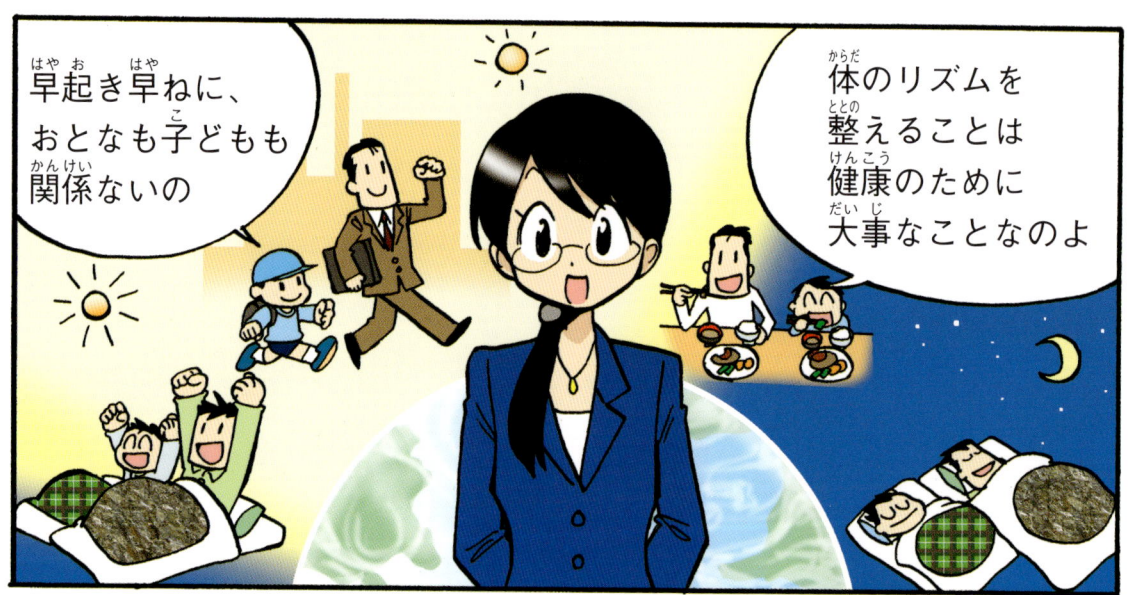
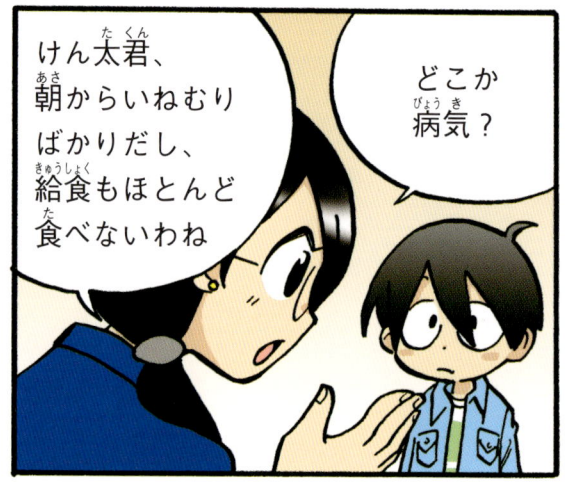
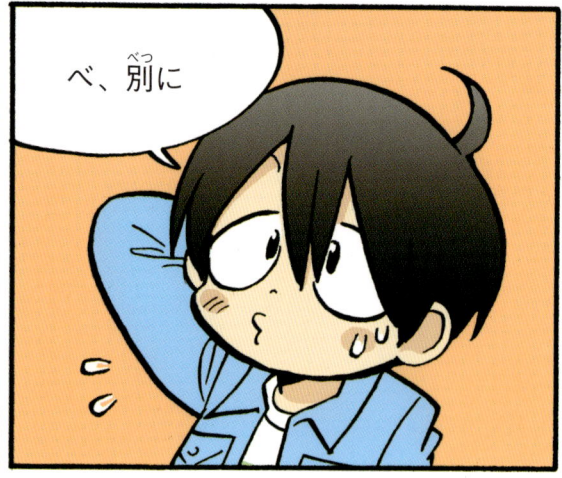
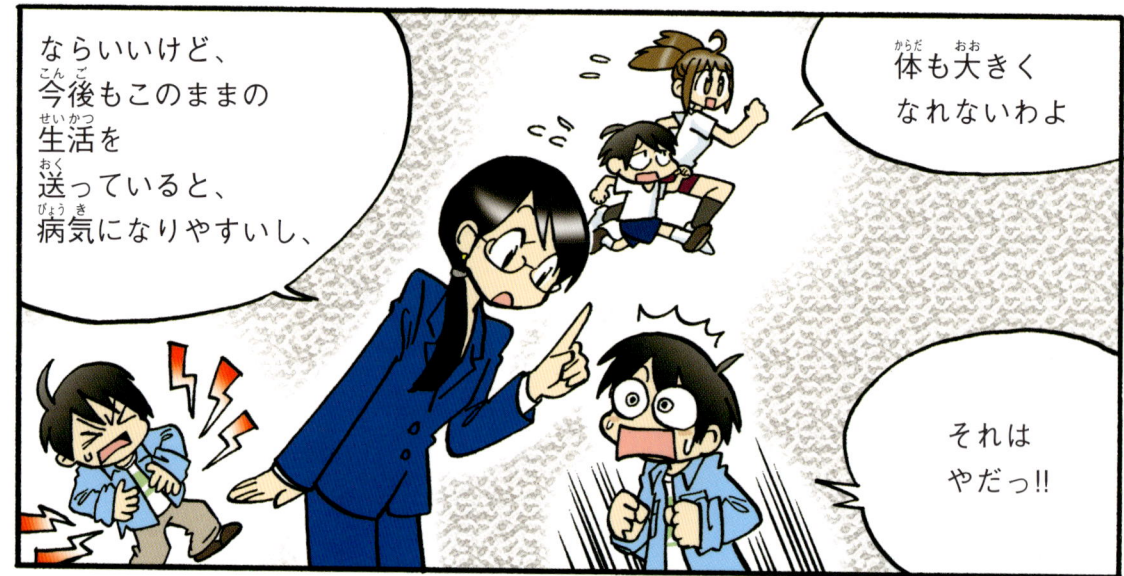

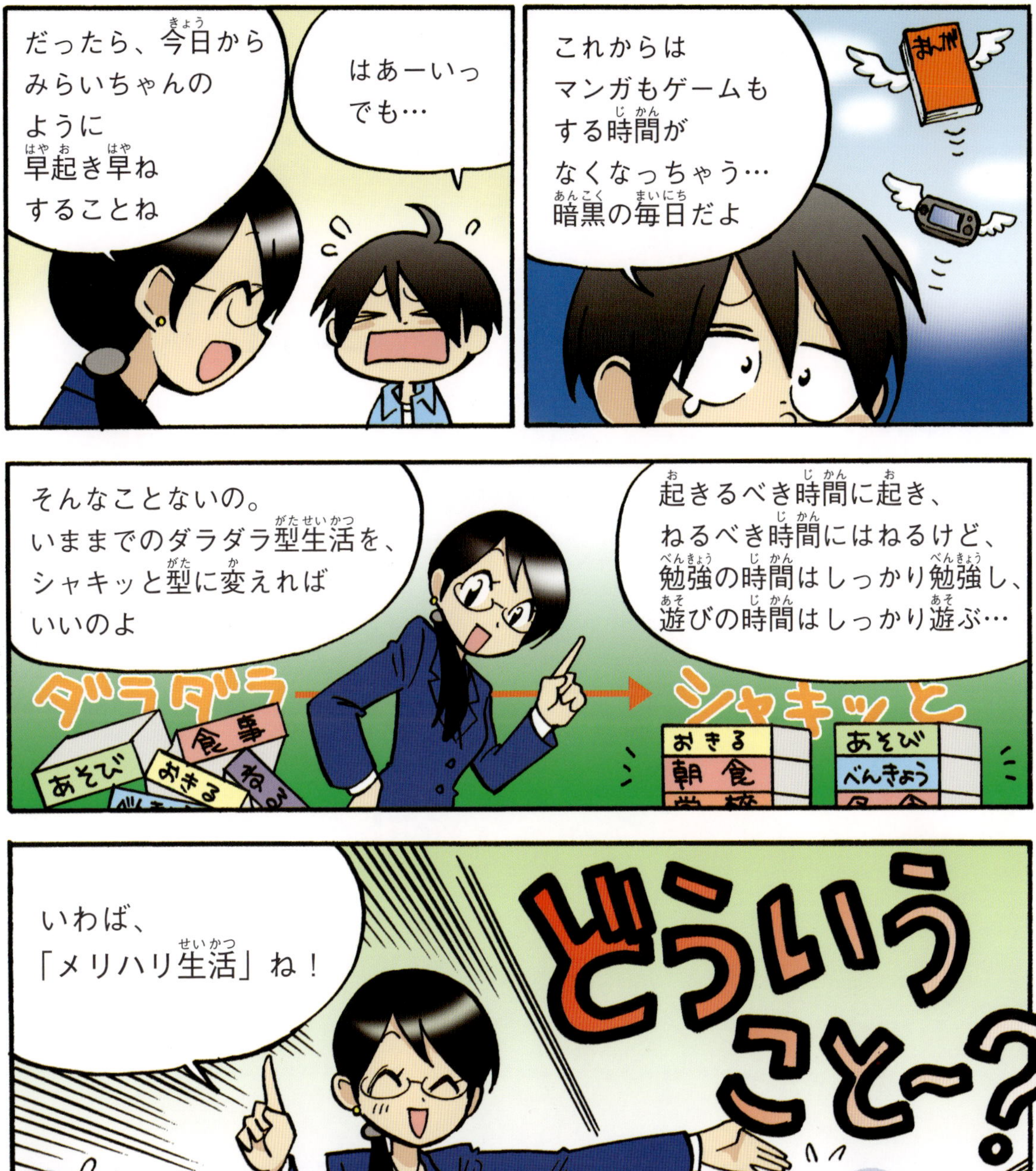

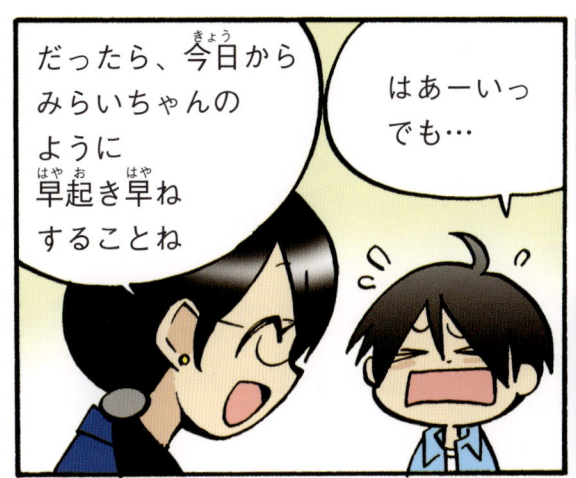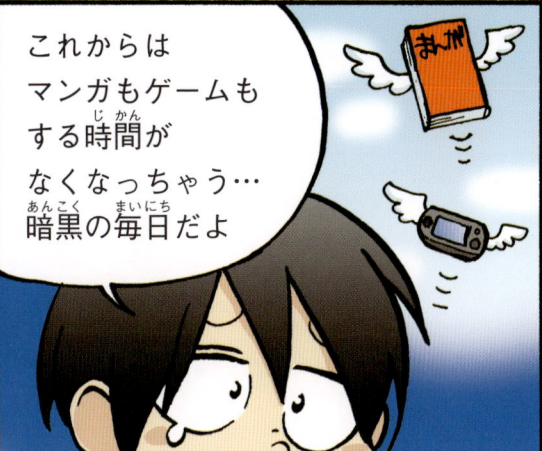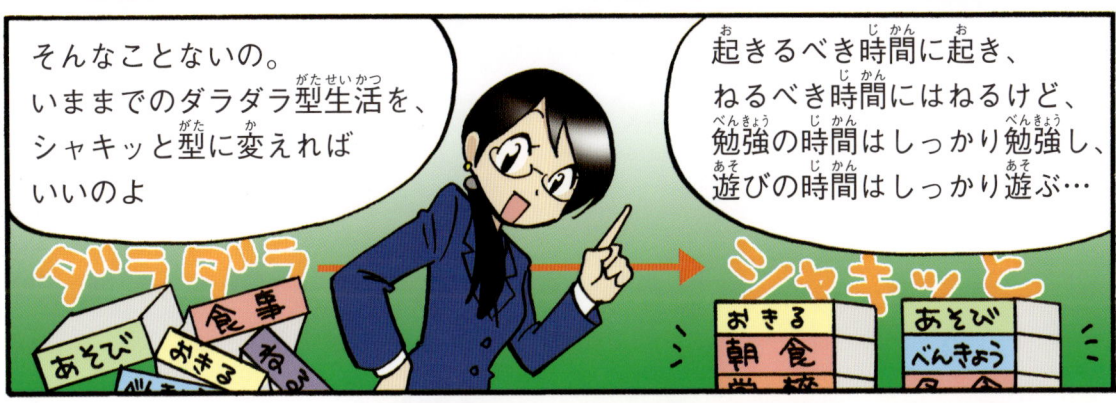

みらいちゃんの1日

朝

朝ご飯は家族といっしょに。食べ終わったら後片付けの手伝い

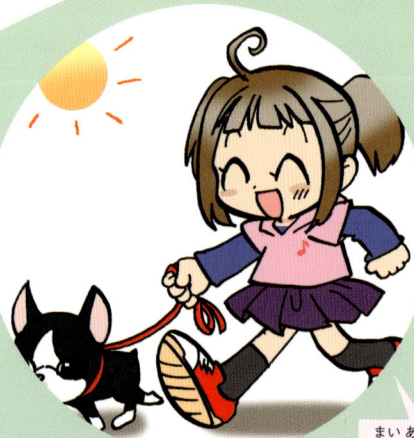

毎朝早起きして愛犬リッキーの散歩

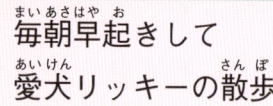

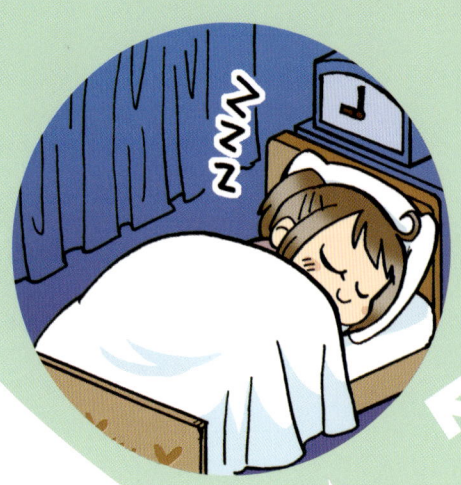

夜は早めにねむる

夜

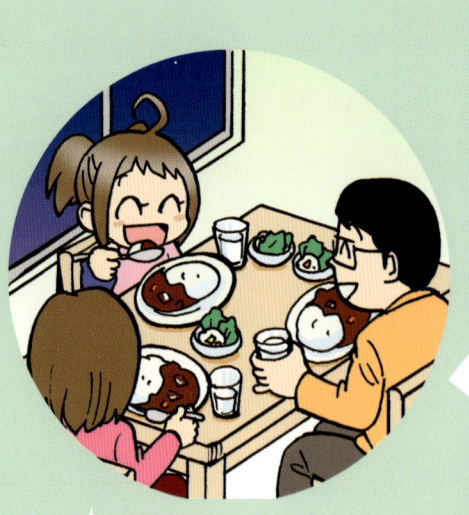

夕食ももりもり食べてから勉強

いつも元気なみらいちゃん。ニコニコの笑顔で、毎日しっかり勉強して楽しく遊んでいます。その笑顔の秘密は、いったいどこにあるのでしょう。みらいちゃんの1日を見てみましょう。

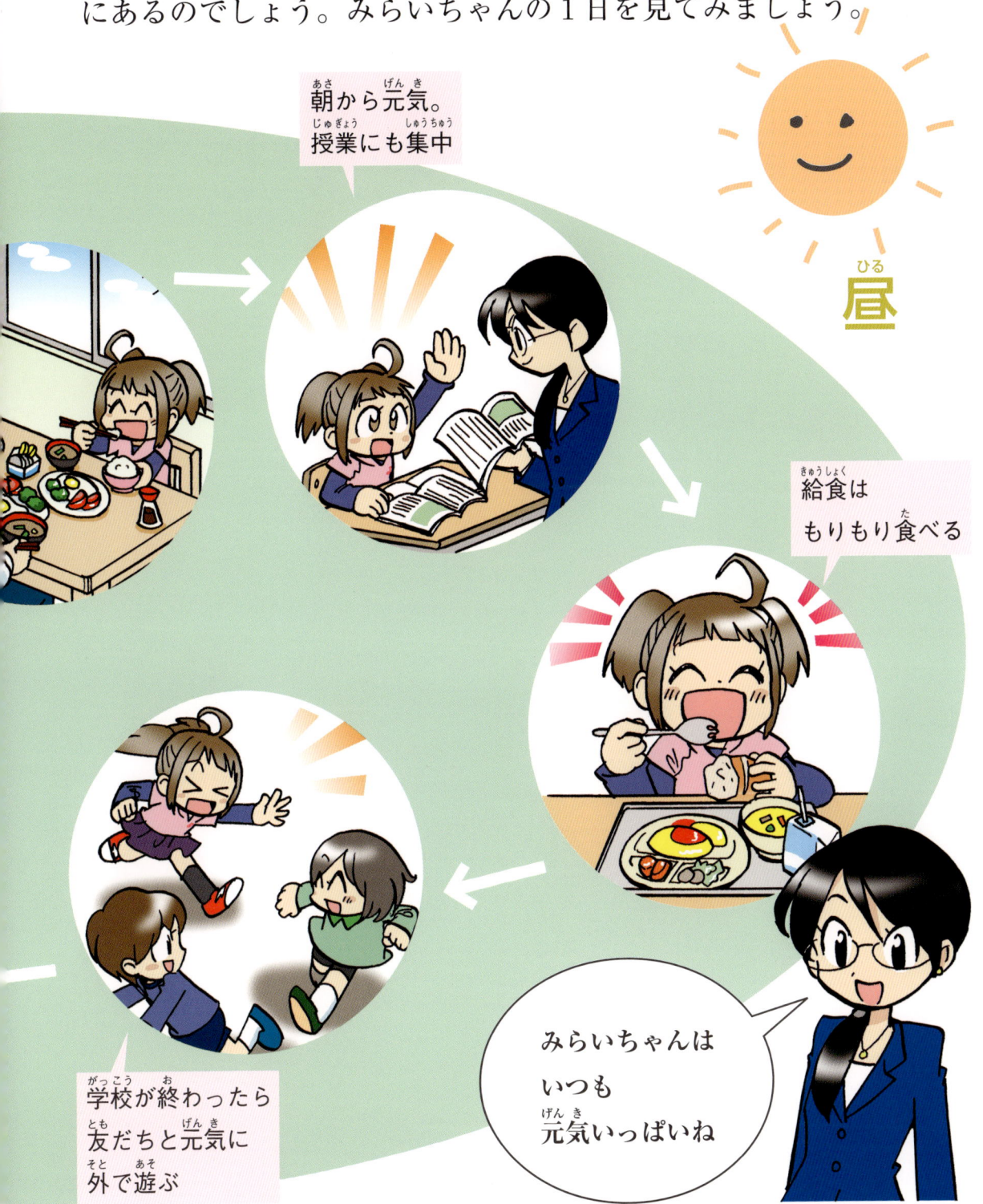

けん太君の1日

朝

朝ご飯は
ほとんど
食べられない

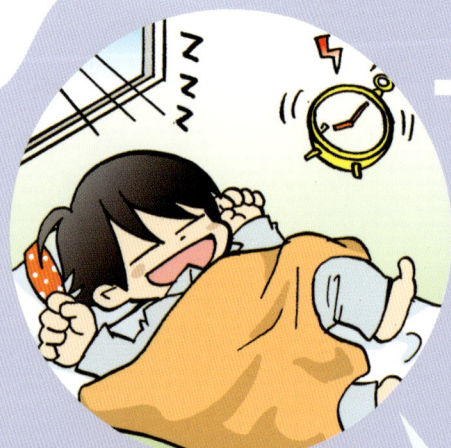
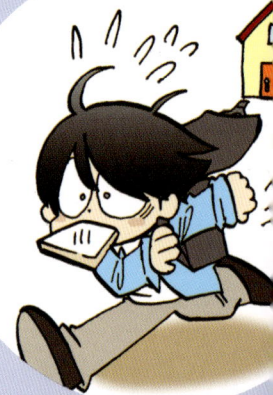

朝は毎日
朝ねぼう

夜は毎日
おそくまで起きて
遊んでいる

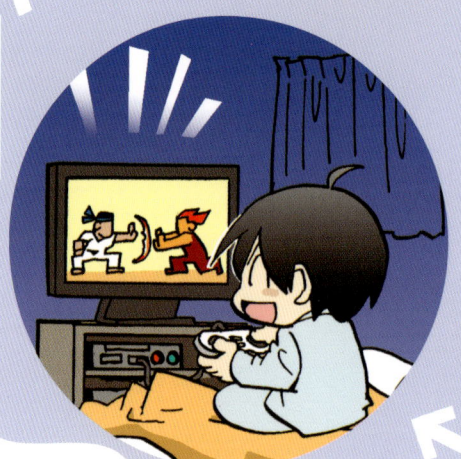
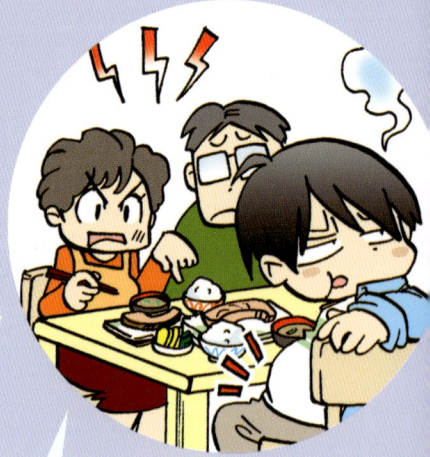

夜

おかしを食べすぎて
おなかがすかない

こちらはけん太君。あれあれ、何だか元気がありません。どうしたのかな？　けん太君の1日にも、なにか秘密がありそうです。1日の様子を見てみましょう。

学校の授業中はいねむり

昼

お昼になってもおなかがすかない

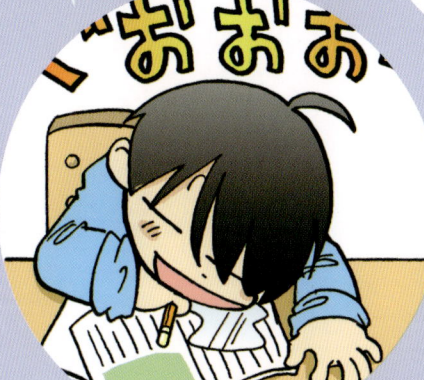

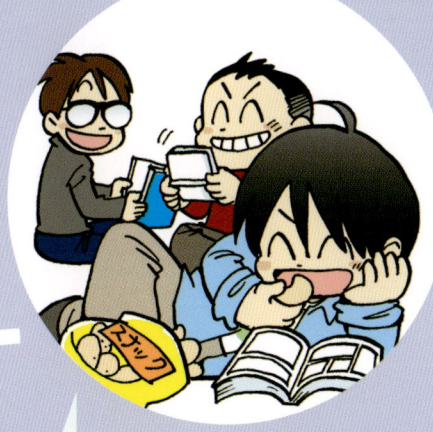

放課後は友だちと室内でダラダラ過ごす

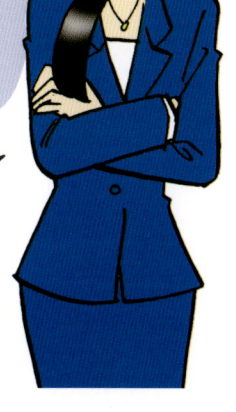

けん太君いつもねむそうで元気がありませんね…

生活リズムをつくる朝の光

体のリズムは地球のリズム

　わたしたちの1日の生活は、朝始まって夜に終わります。これは、地球が24時間で1回転する、自転のリズムといっしょです。このリズムに合わせた時計が、人間の体の中にあります。地球のほとんどの生き物がこの「生体時計」を持っていて、朝起きて夜ねむる、1日のリズムに合わせて生活するようにできているのです。

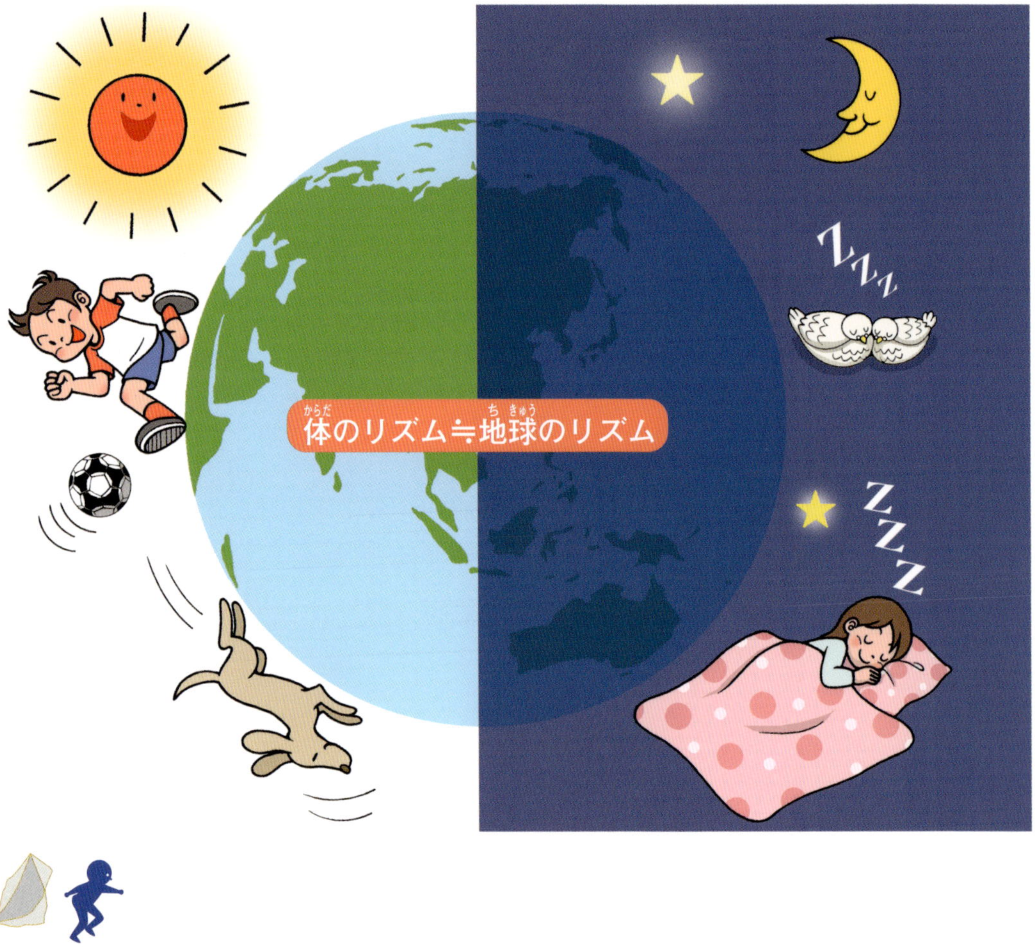

体のリズム ≒ 地球のリズム

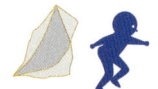

「生体時計」はどこにある？

　この「生体時計」は、人間の「脳」の中にあります。実は、この生体時計は、24時間きっかりではなく少し長いのです。まっ暗な部屋でずっと生活していると、どんどん時間がずれていってしまいます。それを調節するのが、太陽の光。朝の光が脳の中の生体時計をリセットして、正しいリズムを刻むようにするのです。

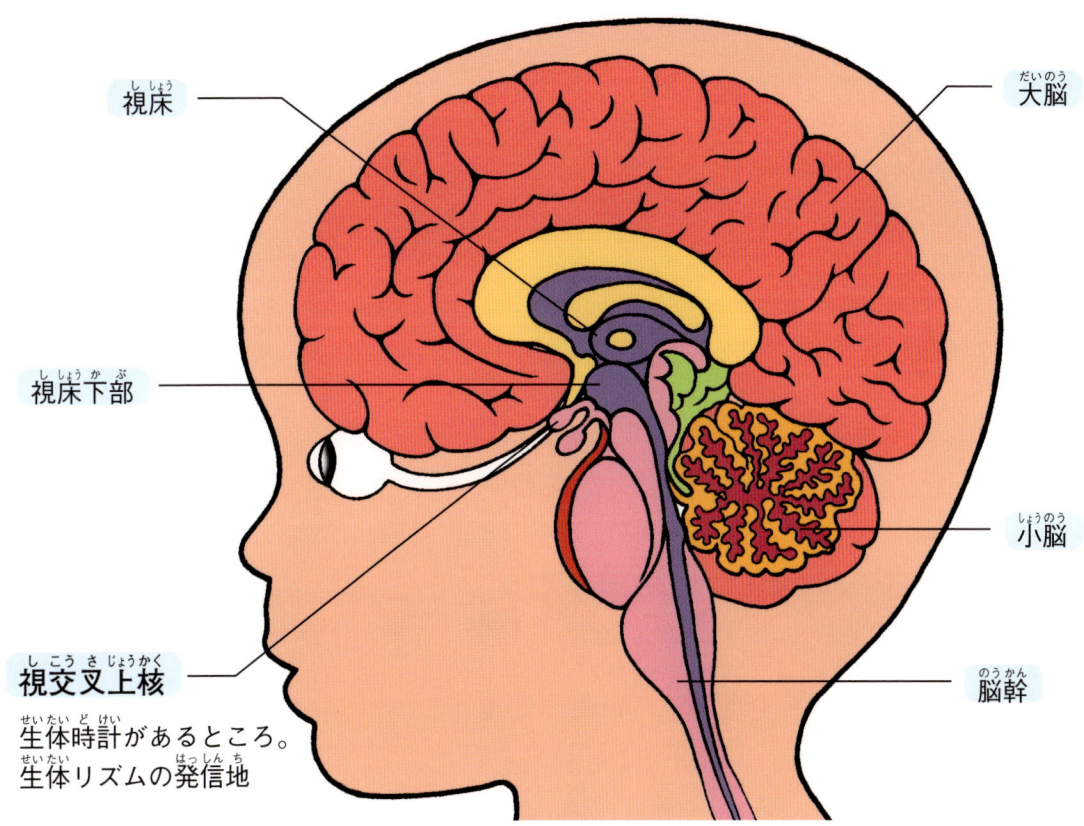

視床　／　大脳　／　視床下部　／　小脳　／　視交叉上核　／　脳幹

視交叉上核
生体時計があるところ。
生体リズムの発信地

「時差ボケ」を知っていますか？
　飛行機に乗って外国に行くと「時差ボケ」になることがあります。夜ねむれなかったり、朝早く目が覚めて昼間ねむかったりすることです。これは、外国の時間と日本の時間がちがうことが原因です。ちがう時間の間で、生体時計が混乱するために起こるのです。

メリハリ生活と健康

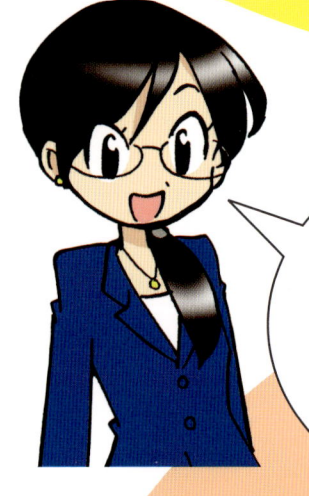

食事、運動、すいみんを
バランスよくとることが
大切です。
どれかひとつでも
欠けていてはダメよ

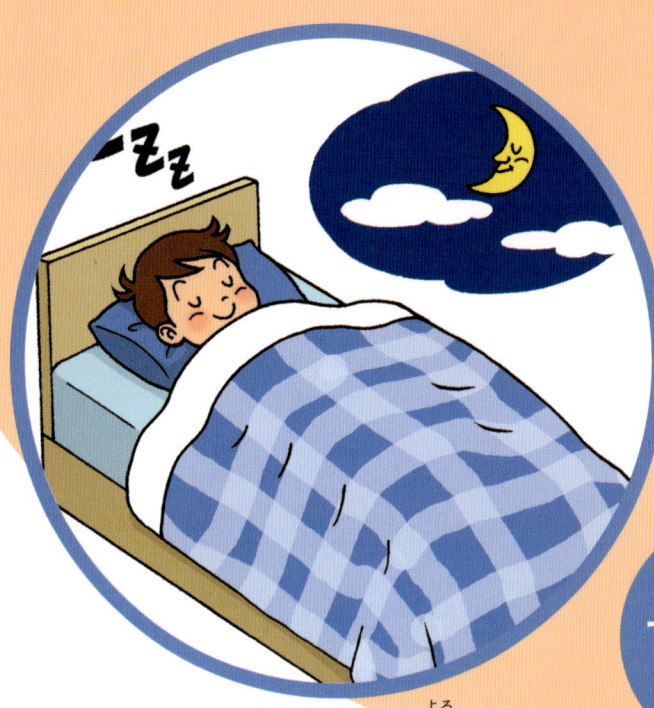

食事

ご飯をしっかり
食べると…

元気い

すいみん

ちゃんと夜ねると…

朝起きて、ご飯を食べて、学校に行って勉強して、しっかり体を動かして遊んで、夜はちゃんとねる。そんな規則正しい生活をすることは、とても大切なことです。リズムのある生活を送ることで、心も体も元気いっぱいになるのです。

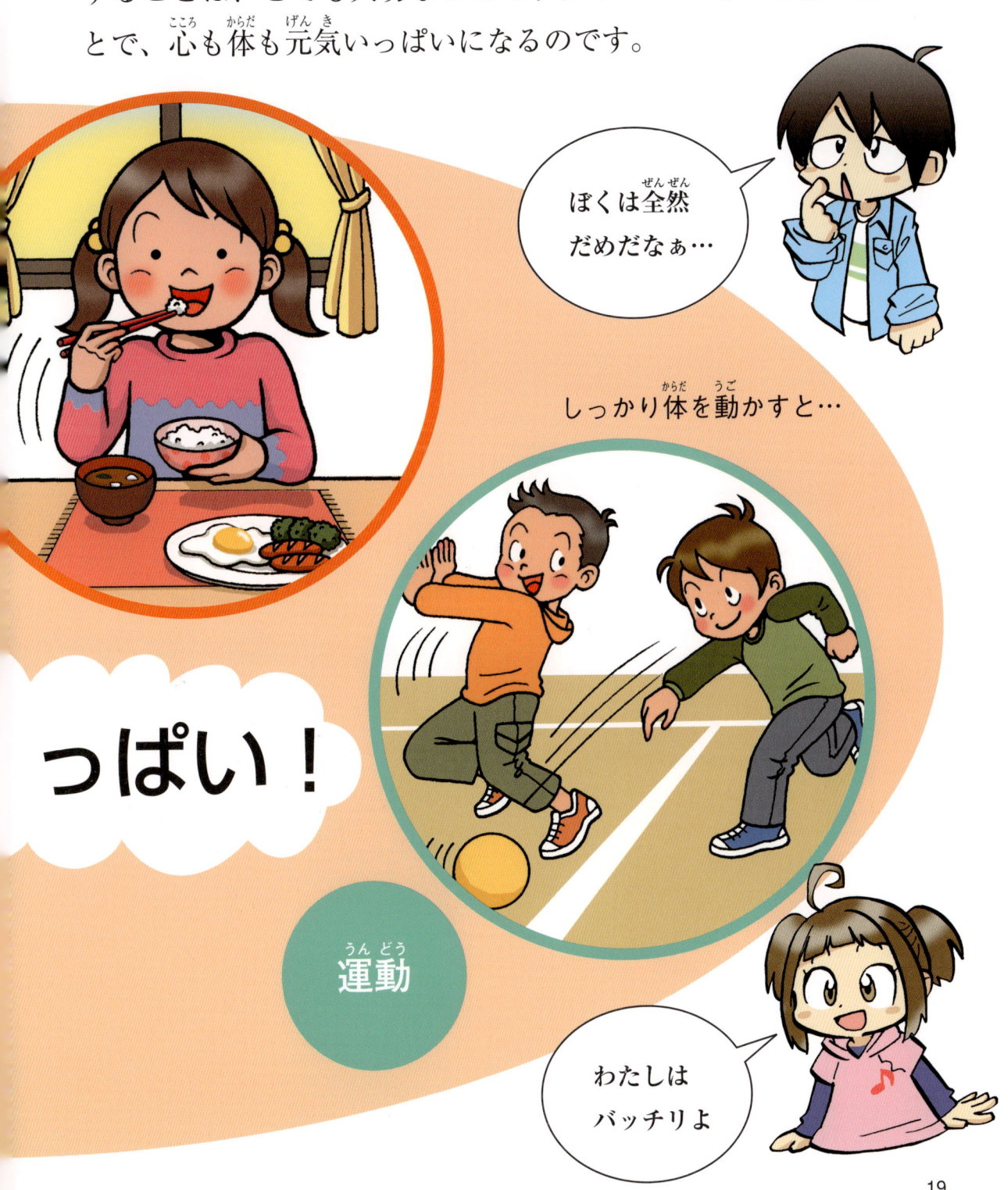

大切なのは早起き！

早起きすれば早ねもらくらく

　きちんとしたリズムの生活を始めたいとき、まずすることは「早起き」。がんばって朝早く起きて、自分の中の生体時計をリセットすれば、夜自然にねむくなって早ねができるようになります。

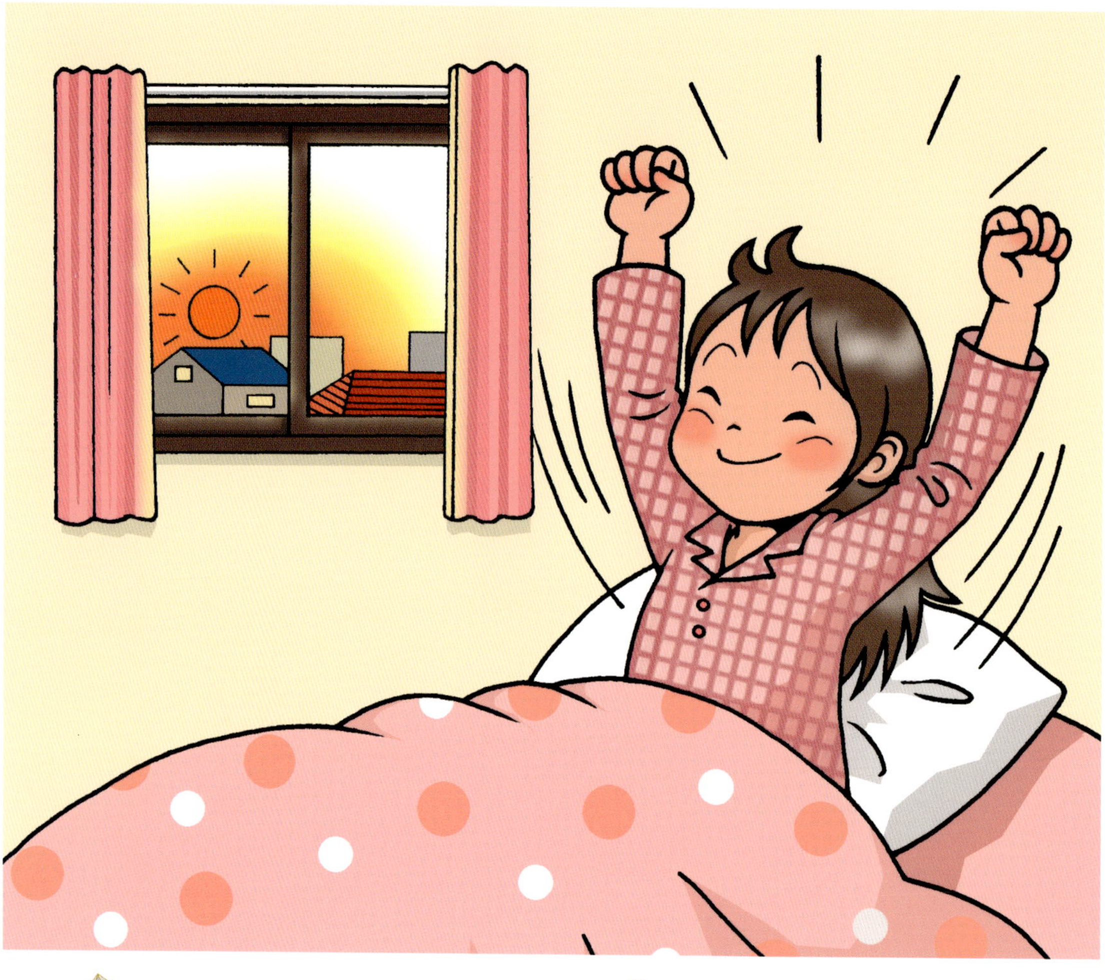

「早起きは三文の徳」ってホント！？

早起きをすると、本当にちょっとよいことがあるのです。それは「時間のゆとり」ができること。朝の時間に、みんななら何をしますか？　本を読んだり、体を動かしたり、何かつくってみたり…。学校に行く前の時間にできる楽しいことを見つけてみましょう。

★早起きができるようになったらやってみよう！

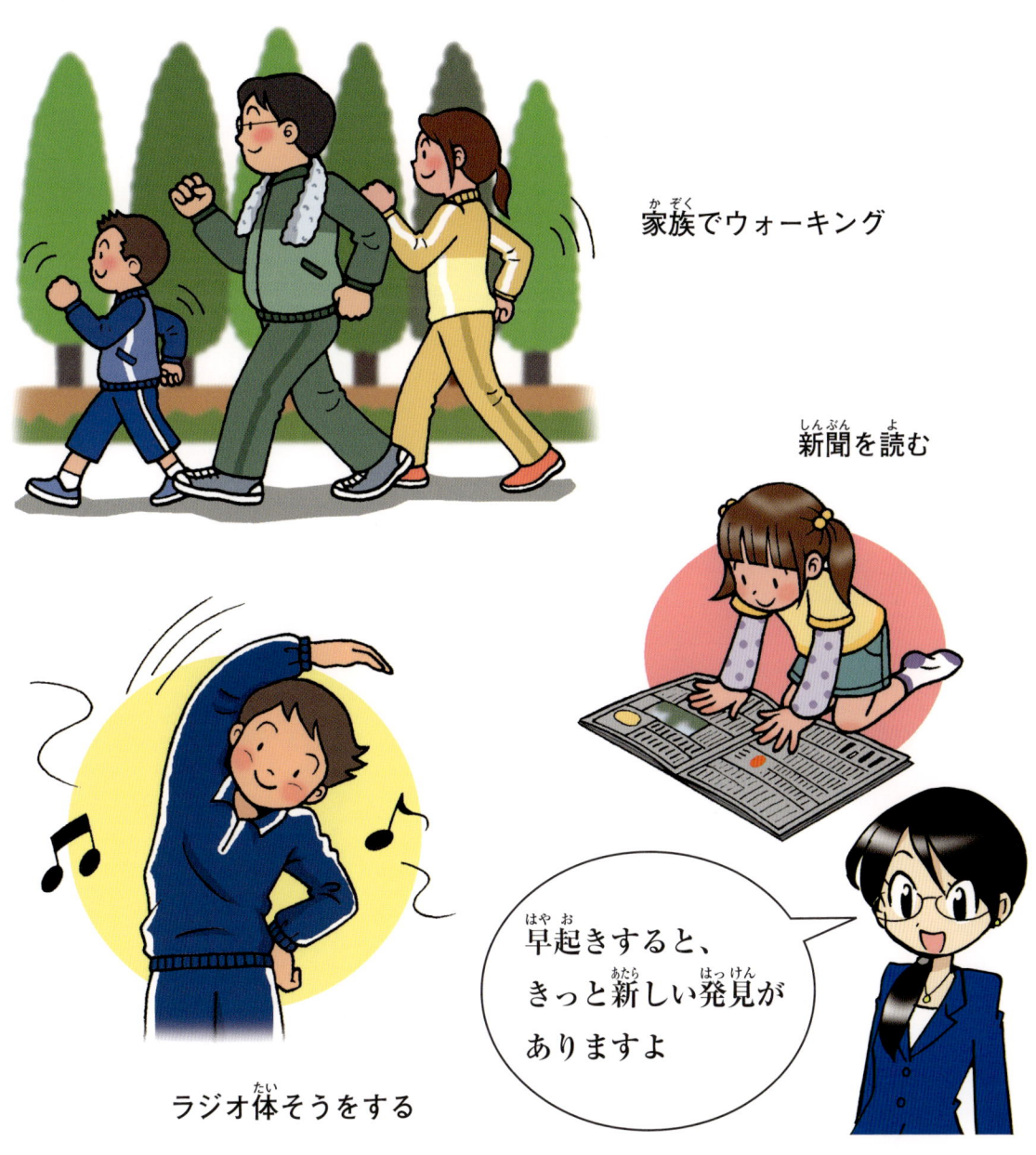

家族でウォーキング

新聞を読む

ラジオ体そうをする

早起きすると、きっと新しい発見がありますよ

1日の始まりは朝ご飯！

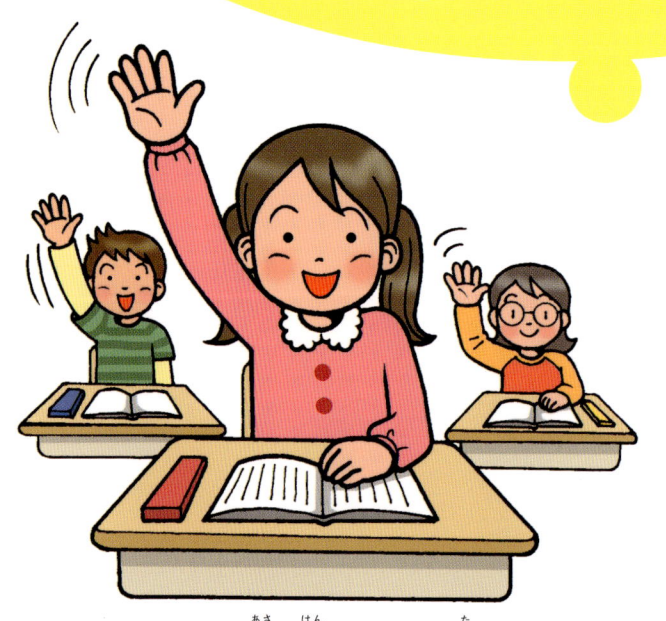

朝ご飯をしっかり食べると
朝のうちにうんちも出てすっきり！
勉強に集中できます。

頭がすっきりする

頭を働かせるためには、エネルギーが必要です。朝ご飯を食べると、頭にちゃんとエネルギーが届きます。頭が働いていれば、気分もすっきり。授業にも集中できます。

体がよく動く

朝ご飯は体にもエネルギーを送ります。エネルギーが体に届くと、ねむっている間に下がっていた体温が上がり、よく動けるようになります。体は車のエンジンといっしょ。朝ご飯は、体にとっての燃料なのです。

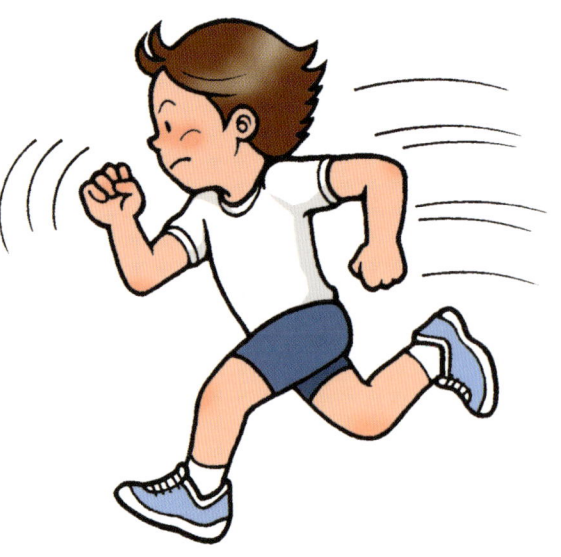

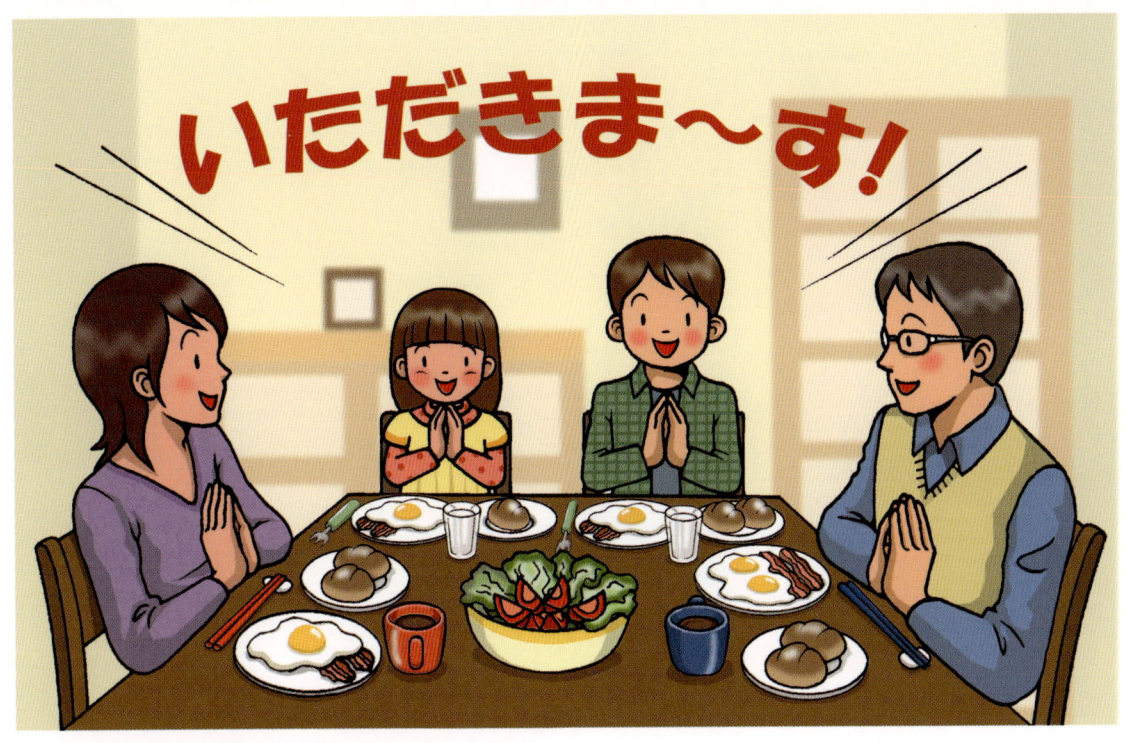

みんなで食べるとおいしいね

　朝ご飯、みんなで一緒に食べていますか？　ひとりより、みんなで話をしながら食べるほうが楽しくて食欲も出ます。楽しく朝ご飯を食べると、いい1日の始まりになります。食べ物をつくってくれる人への感謝の気持ちをこめて、「いただきます」「ごちそうさま」のあいさつもきちんとしましょう。

食べたら後片付け

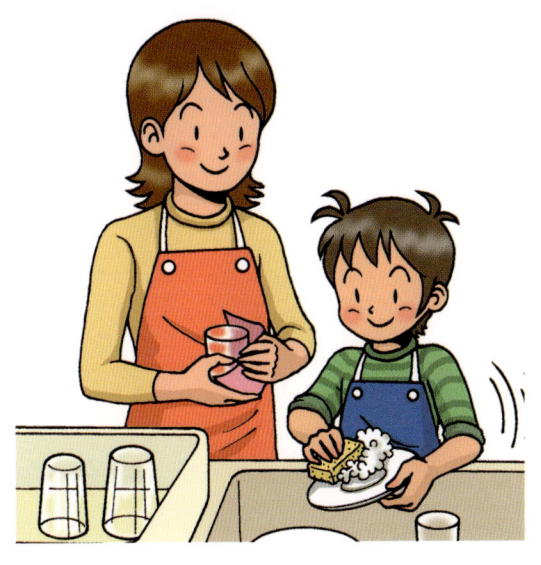

　「ごちそうさま！」の後は、きちんと後片付けもしましょう。食べ終わったお皿やおはしを下げたり、テーブルをふいたり、みんなにもできることを考えて、お手伝いをしてみましょう。

朝ご飯、何を食べる？

栄養のバランスが大切

朝ご飯は、1日の始まりの大切な食事です。だから、栄養のバランスがとっても大切。ごはんやパンなどの主食、大きなおかずに小さなおかず、飲み物などを組み合わせたメニューにすると、朝から元気いっぱいに活動できるための食事になります。

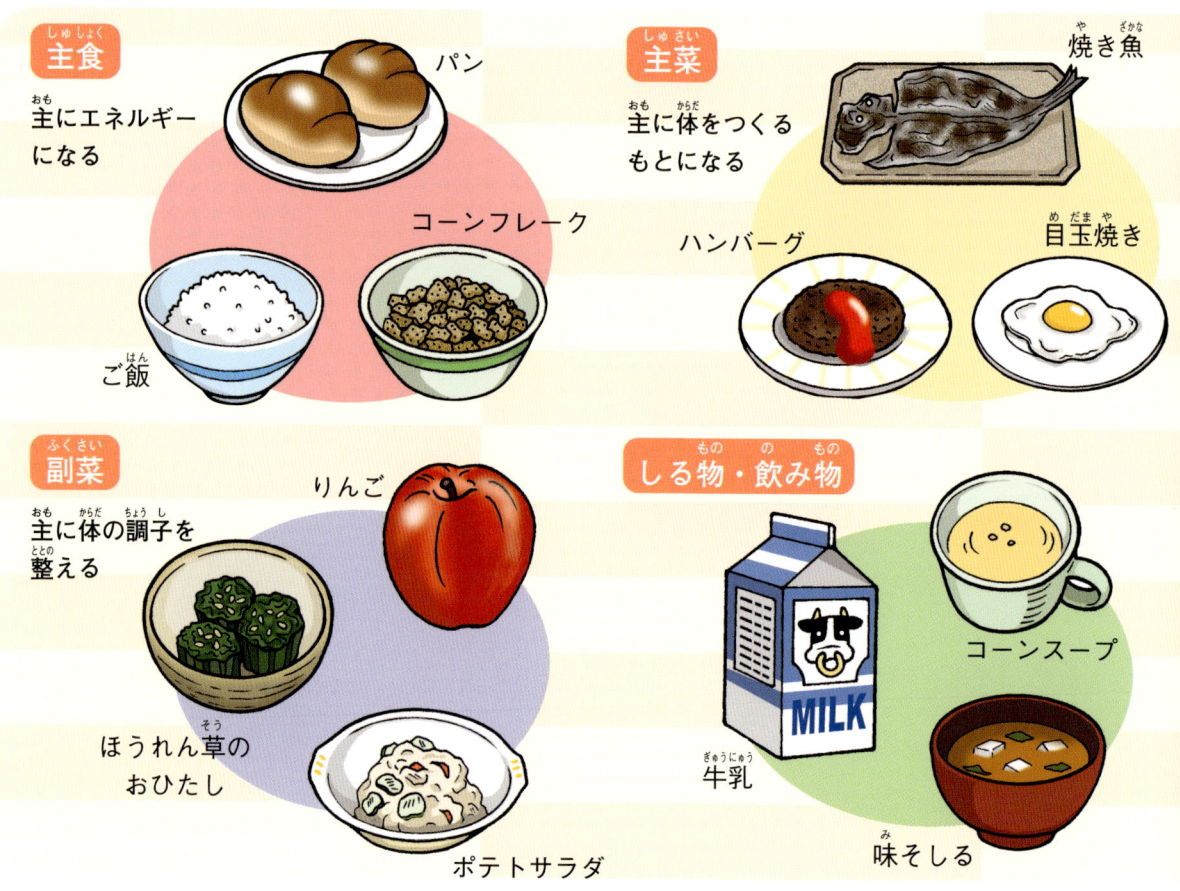

主食 — 主にエネルギーになる：パン、ご飯、コーンフレーク

主菜 — 主に体をつくるもとになる：焼き魚、ハンバーグ、目玉焼き

副菜 — 主に体の調子を整える：りんご、ほうれん草のおひたし、ポテトサラダ

しる物・飲み物：牛乳、コーンスープ、味そしる

「〇〇だけ」はダメ！

パンだけ、牛乳だけ、野菜ジュースだけ…。そんな朝ご飯を食べていませんか？「〇〇だけ」のバランスの悪いメニューにならないよう、おうちの人とも相談して、朝ご飯のメニューを考えてみましょう。

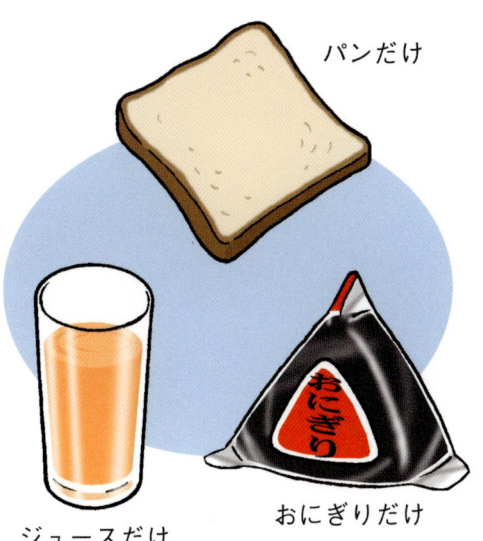

パンだけ
ジュースだけ
おにぎりだけ

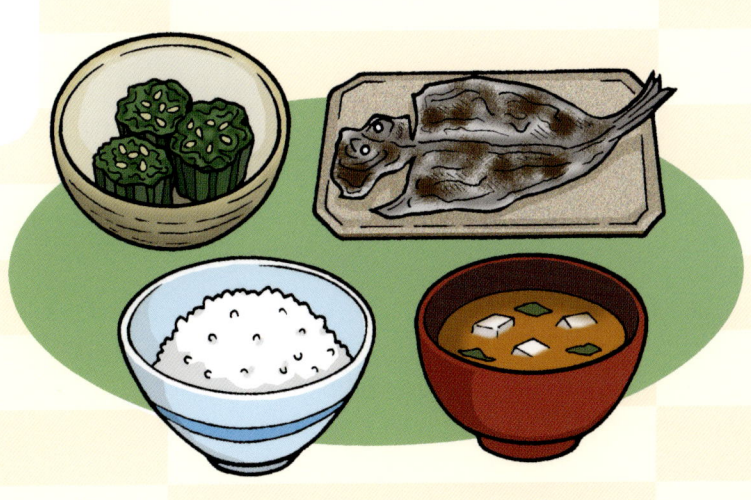

ご飯中心のメニュー

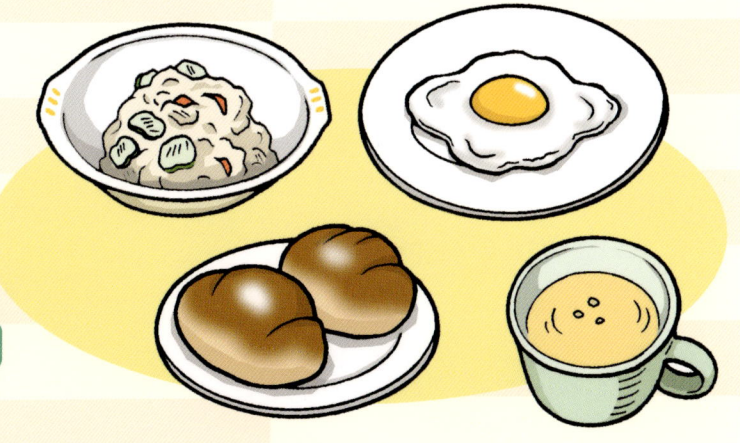

パン中心のメニュー

食べることは育つこと

食べ物の3つの働き

食べ物は、体の中での働きによって3つのグループに分かれています。体をつくる食べ物、エネルギーになる食べ物、体の調子を整える食べ物です。3つそれぞれが、体の中で働くことで、体が元気になります。だから、3つのグループの食べ物をバランスよく食べることが大切なのです。

体をつくる

主に体をつくる栄養素は「たんぱく質」です。肉、魚、卵、豆ふなどにたくさん入っています。たんぱく質は、食べると体の筋肉や骨をつくります。すくすく体が大きくなるみんなに必要な栄養です。

体をつくる食べ物

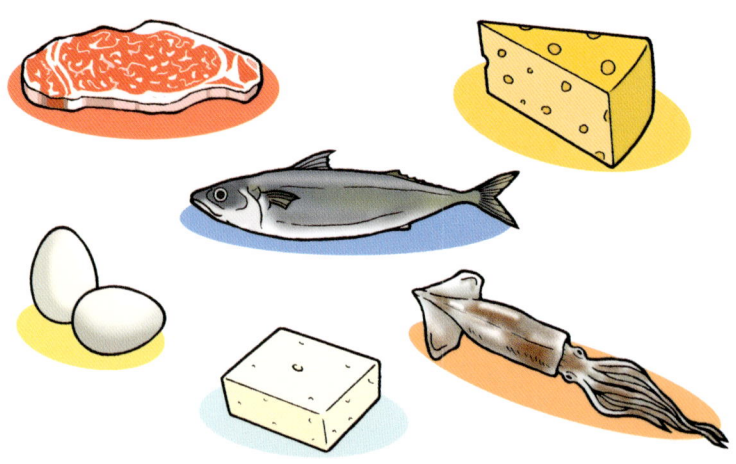

エネルギーになる

食べると主にエネルギーに変わるのが「炭水化物」や「しぼう」。ご飯や小麦粉を使った食べ物、油などにふくまれています。

エネルギーになる食べ物

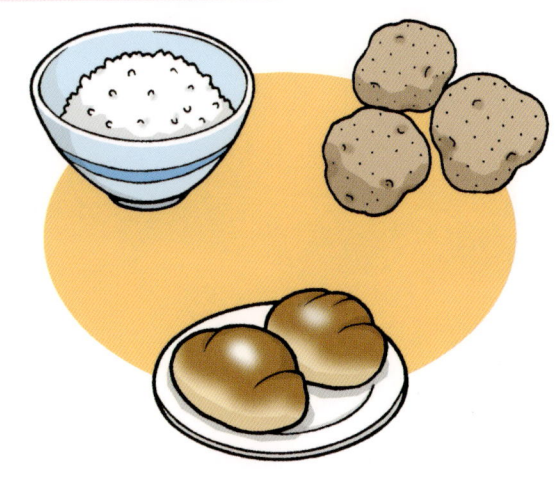

体の調子を整える

野菜や果物などに入っている、「ビタミン」や「ミネラル」などは、エネルギーをうまくつくったり、うまく体が使えたりするようにしてくれます。

体の調子を整える食べ物

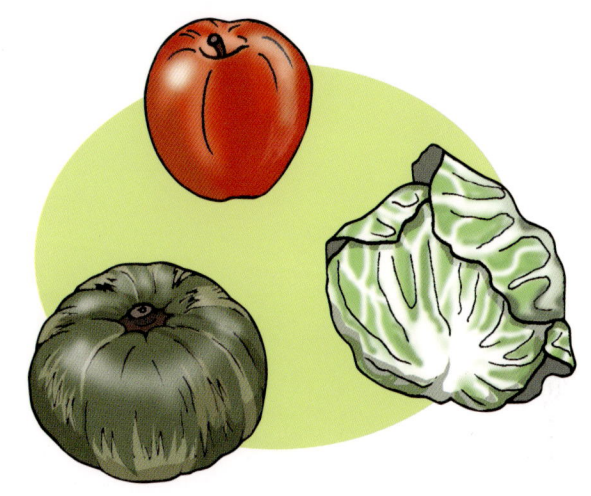

ライオンはどうやって栄養のバランスをとっているの？

ライオンは肉食動物。肉だけでバランスが悪いように思えますね。実は肉食動物は、草食動物の内臓を食べて、草が持つのと同じ栄養をとっているのです。

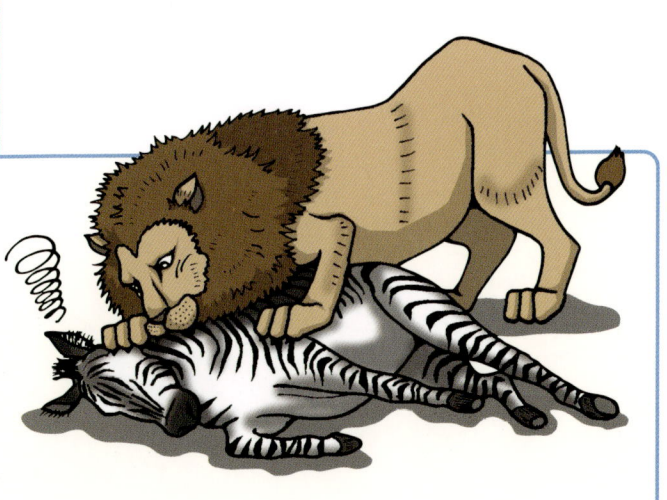

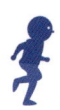

世界のご飯

おいしそう！

エジプト

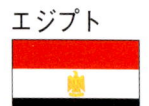

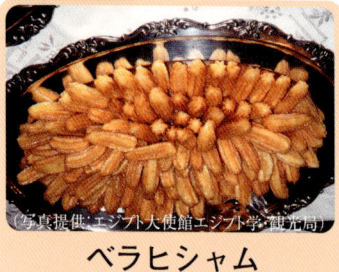

（写真提供：エジプト大使館エジプト学・観光局）

ベラヒシャム

ベトナム

（写真提供：日本アセアンセンター）

フォー

マレーシア

（写真提供：日本アセアンセンター）

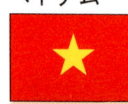

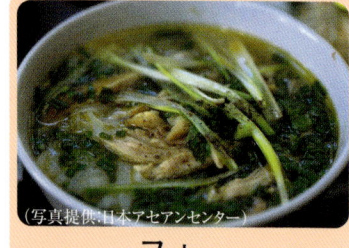

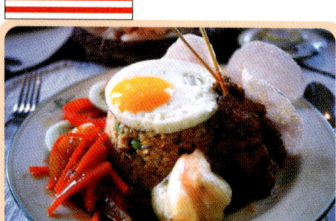

ナシゴレン

ポルトガル

ほしダラのコロッケ

（写真提供：ポルトガル政府観光局）

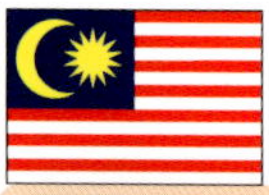

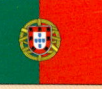

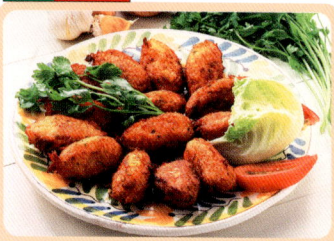

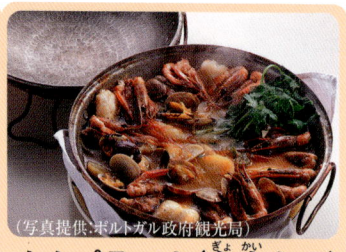

カタプラーナ（魚介なべ）

中華人民共和国

（写真提供：中国国家観光局）

水ギョーザをつくっている人たち

大韓民国

（写真提供：駐日韓国大使館 韓国文化院）

石焼ビビンバ

ノルウェー

（写真提供：スカンジナビア政府観光局）

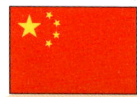

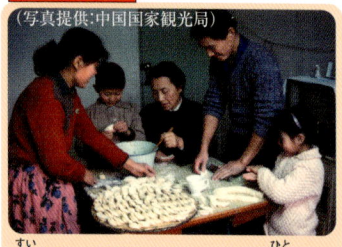

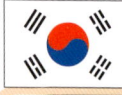

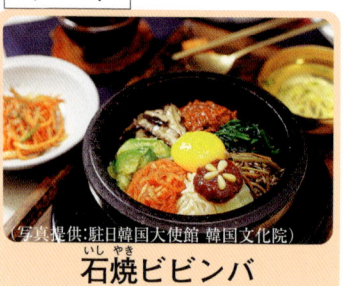

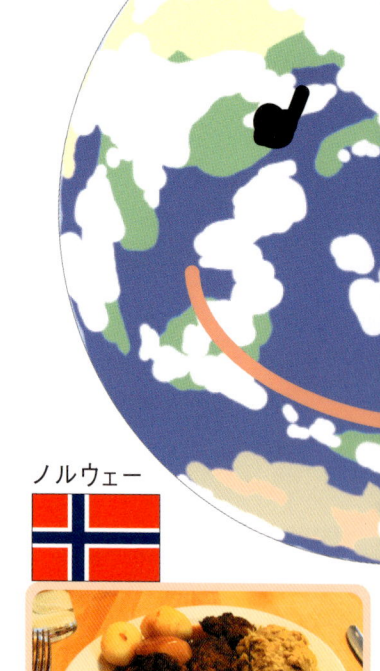

ミートボール

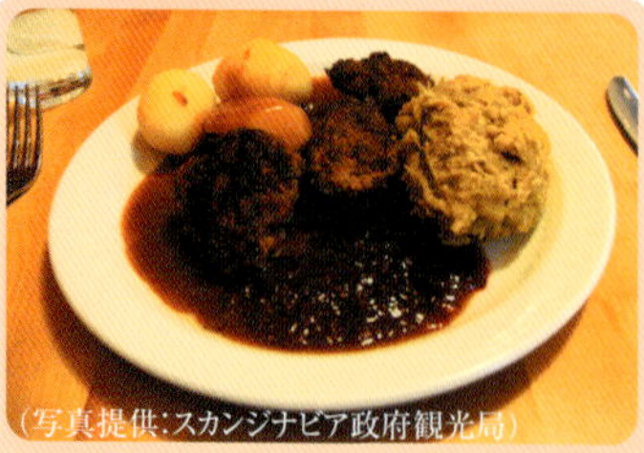

世界に多くの国があるように、ご飯もさまざまです。ご飯は、人々がその国でとれる食材を上手に工夫して、おいしくしてきました。このページでは、写真で世界のご飯をしょうかいします。みんなも知っているご飯があるかもしれませんね。

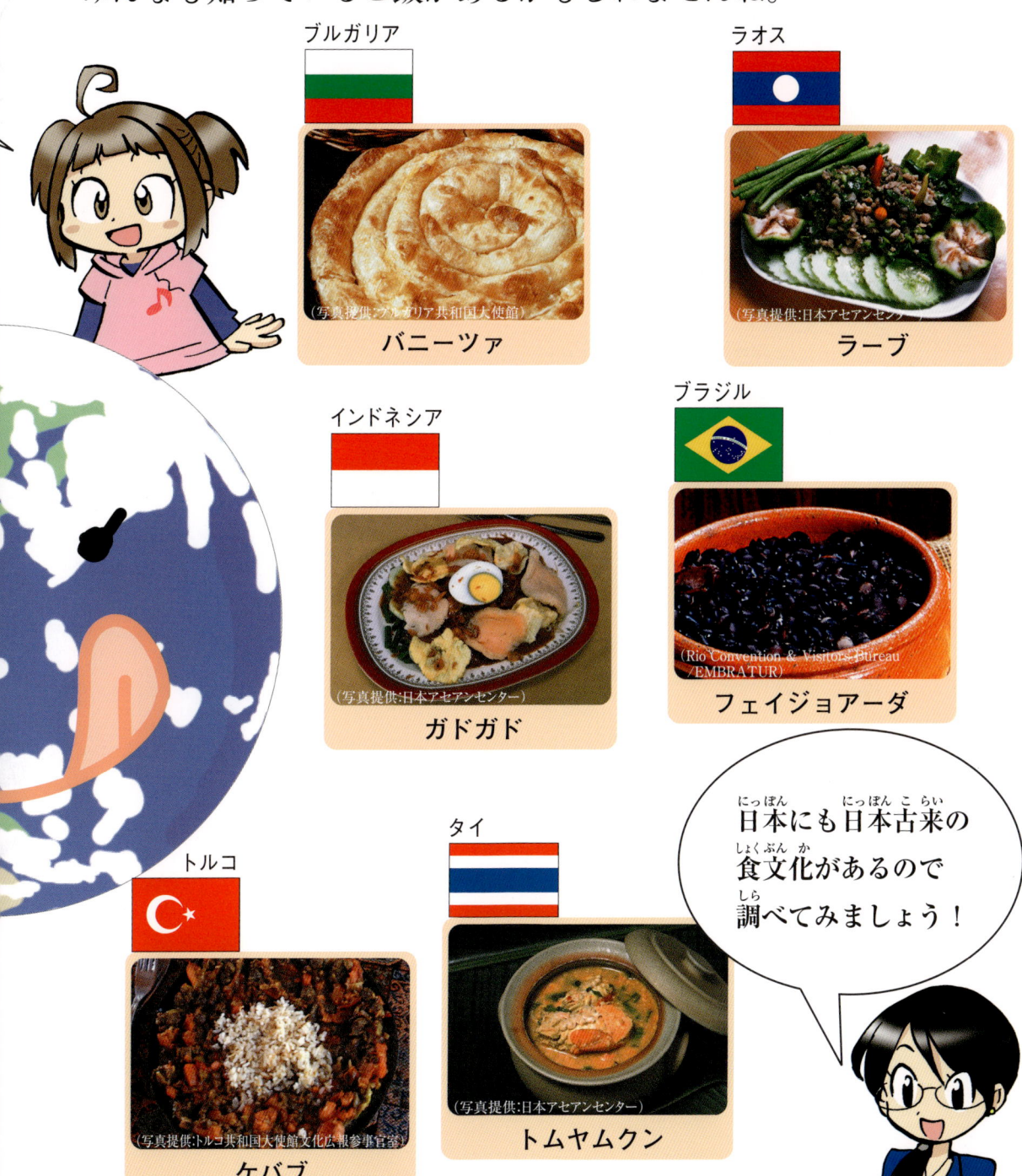

おやつを上手に食べよう！

おやつの役割

　成長期のみんなは、3回の食事だけでは足りません。また、1回の食事でたくさん食べることができないので、足りない栄養を、おやつでとることが大切です。栄養や水分もとれるおいしいおやつは、大切な食事のひとつなのです。

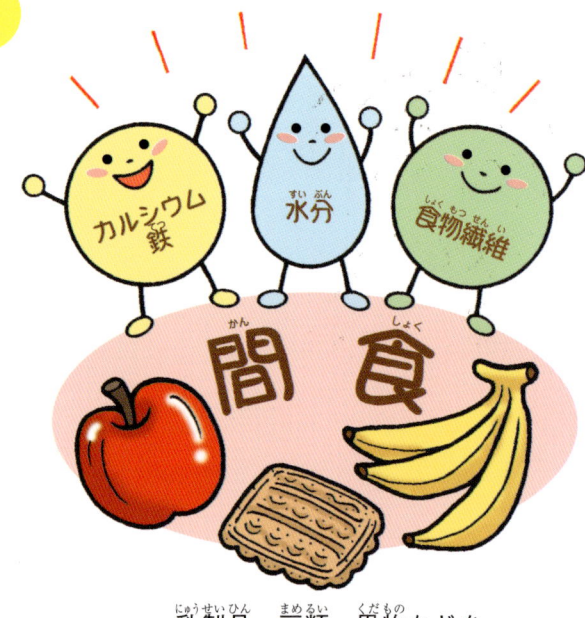

乳製品、豆類、果物などを中心に食べましょう

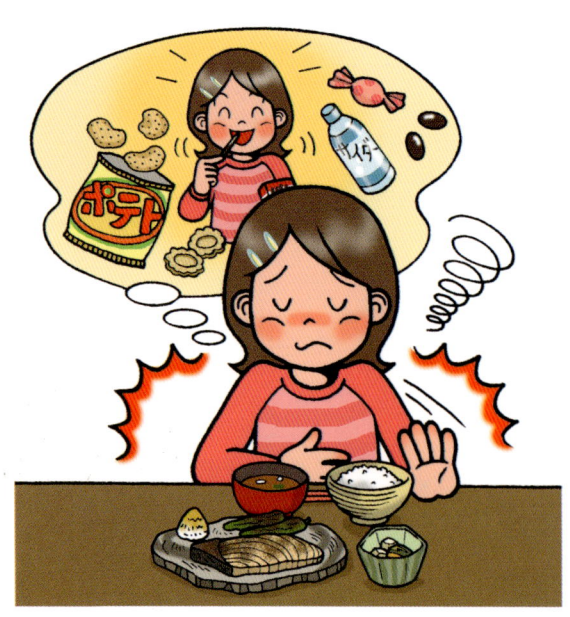

おやつの食べすぎはダメ！

　おいしいおやつですが、食べ方も考えないといけません。おやつを食べすぎると、夕ご飯が食べられなくなってしまったり、栄養がかたよったりしてしまいます。

★ 上手におやつを食べるには

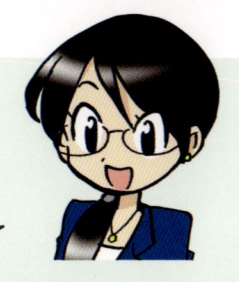

> どうしたら上手に
> おやつが食べられるのか、
> みんなも考えてみましょう

量を決めよう

食べる量を決めましょう。体を動かすときはエネルギーになる物を多めにするなどの、工夫をしましょう。

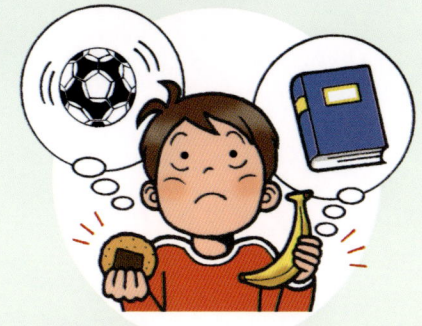

時間を決めよう

決まった時間に食べるようにしましょう。時間を決めると、1日の生活のリズムもできます。

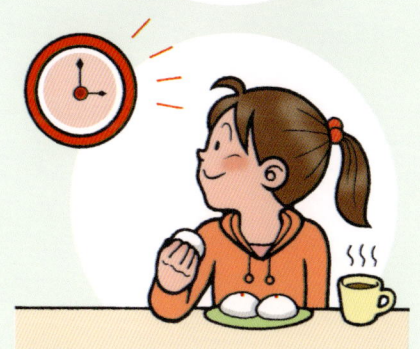

食事でとったエネルギーがなくなる2～3時間後に食べましょう。

足りない物をとろう

食事だけでは不足しやすい栄養を、選んでとるようにしてみましょう。チーズやヨーグルトでカルシウムがとれます。

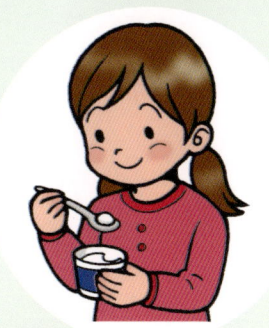

材料を確かめよう

おやつが何からできているのか、確かめてみましょう。ふくろや入れものの裏を、おうちの人と見てみましょう。

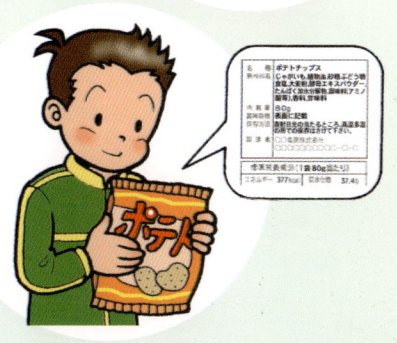

外に出て遊ぼう！

体を動かすと、骨や筋肉、内臓が元気になるよ

　ご飯を食べて、栄養をしっかりとったら、外に出て体を動かして遊びましょう。また、そうじや後片付けのお手伝いをして体を動かすのもいいですね。体を動かすと、骨や筋肉など、体のいろいろな部分がし激されて成長していきます。骨や筋肉で体の支えがしっかりできると、内臓も元気になっていくのです。

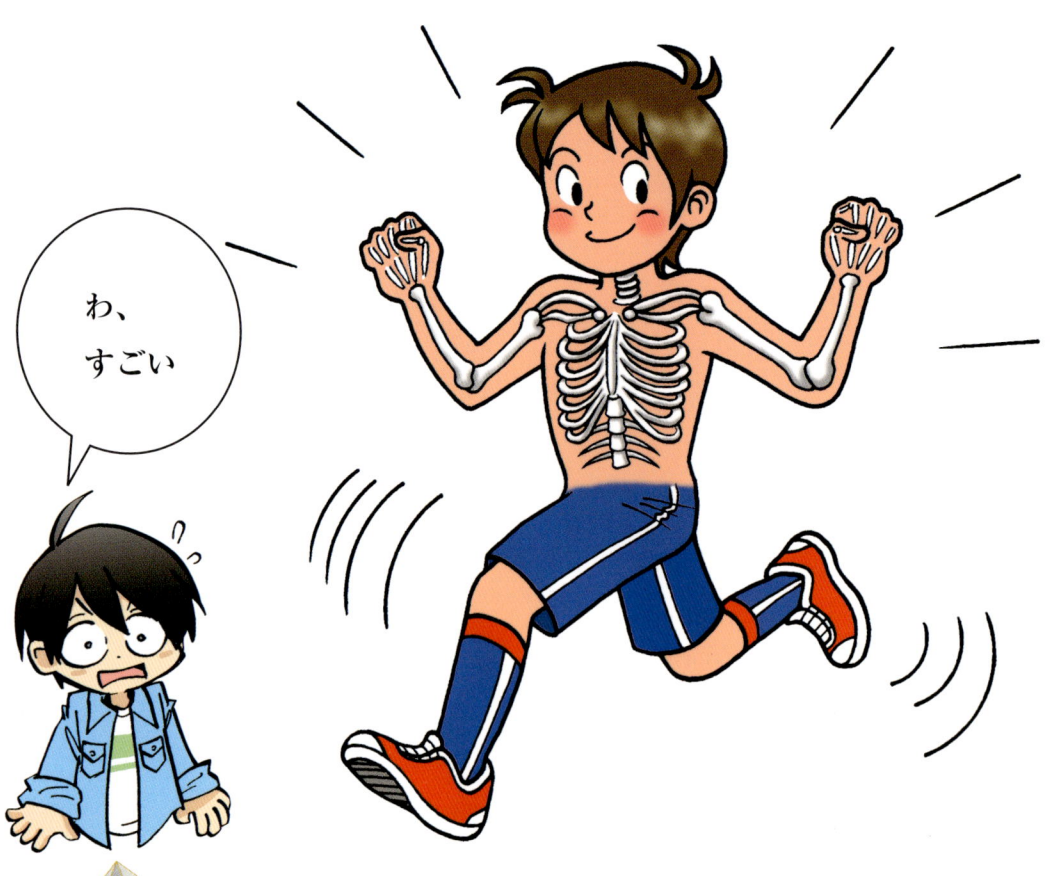

わ、すごい

★外遊びいろいろ

色おに

おにが、好きな色を決めます。にげる人がその色を見つけてさわれたらつかまりません。色にさわっていない人をおにがつかまえたら交代です。

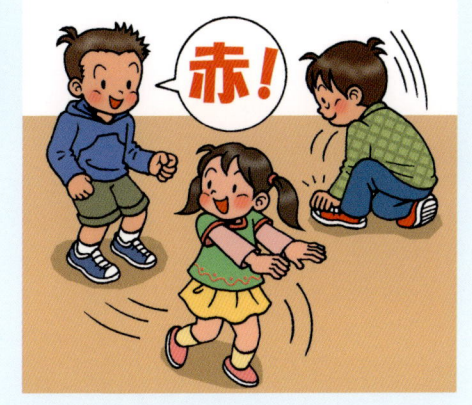

だるまさんが転んだ

おにが後ろを向いて「だるまさんが転んだ」と言う間に、みんなは前に進みます。おにがこちらを向いているときに動いたらつかまります。おにの近くまで行って、つかまっている人を助けましょう。

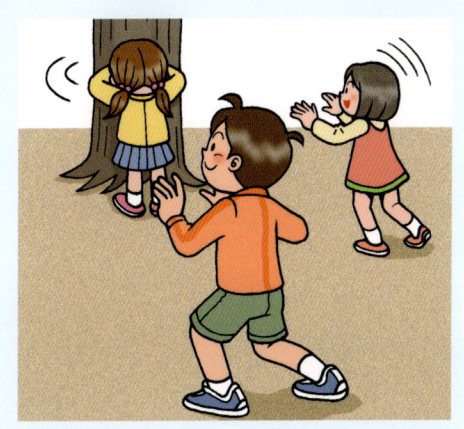

カンけり

おには、カンを守りながらかくれている人をさがします。全員が見つけられたらおにの勝ち、見つけられる前におにが守るカンをけったら、始めからやり直しです。

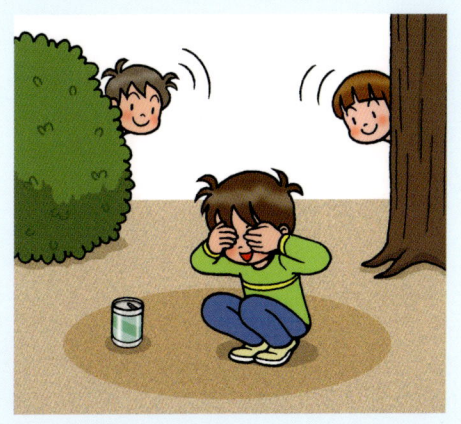

「ねる子は育つ」ってホント!?

ねむっている間に出る「成長ホルモン」

「ねる子は育つ」という言葉を聞いたことがありますか？　この言葉は本当です。みんなが大きくなるのには「成長ホルモン」という物質が必要です。その物質は、起きているときよりもねているときにたくさん出ます。だから、よくねるとそのホルモンが働いて、どんどん大きくなるのです。

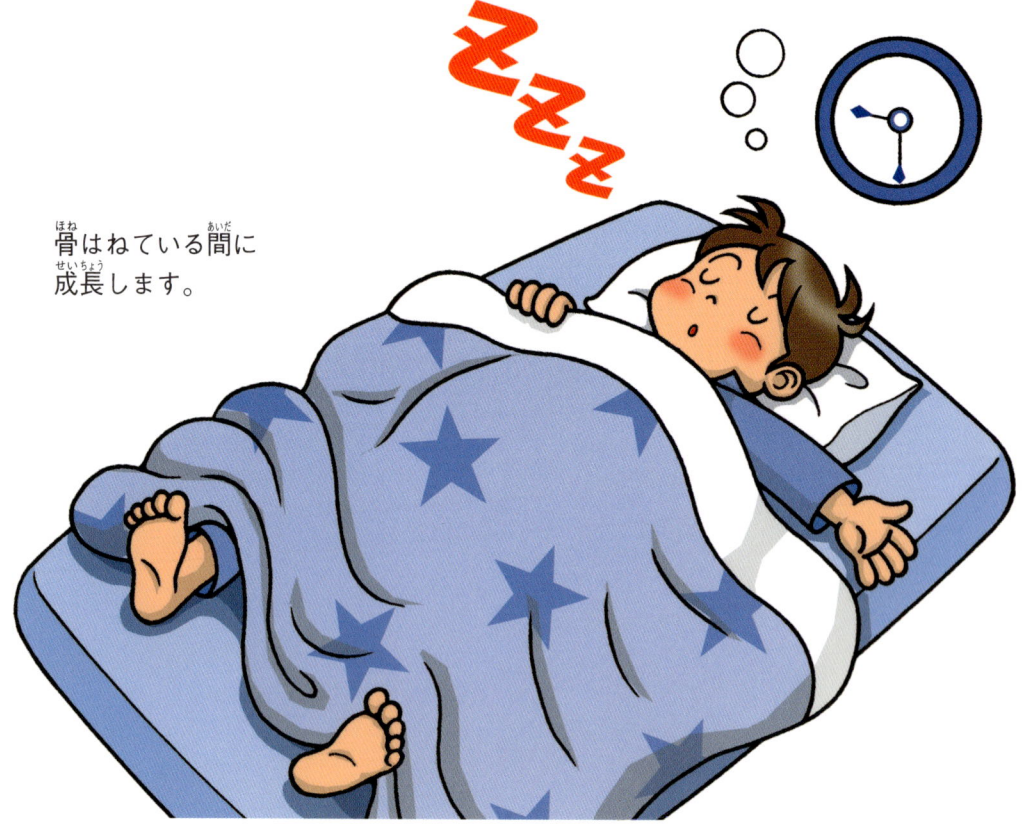

骨はねている間に成長します。

どれだけねむればいいのかな？

1日に必要なねる時間は、人によってちがいます。赤ちゃんやおとな、年をとった人など、年れいによってもちがいますが、同じ年れいでも人それぞれです。みんなのような小学生は、だいたい8時間から9時間ねる必要があると言われています。

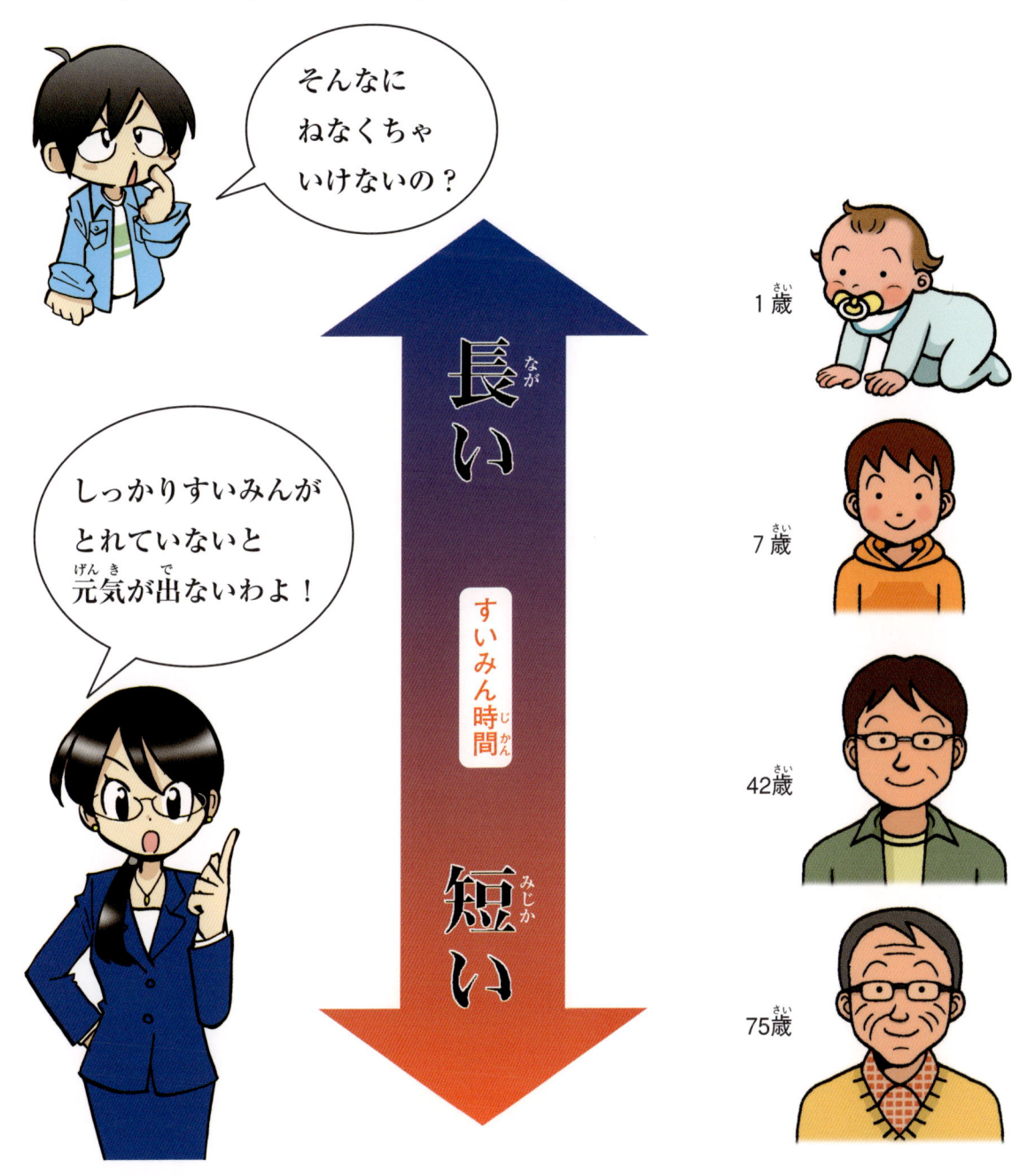

そんなにねなくちゃいけないの？

しっかりすいみんがとれていないと元気が出ないわよ！

長い

すいみん時間

短い

1歳

7歳

42歳

75歳

どうしてねなくちゃいけないの？

頭も体も「休み」が必要

なぜ、ねなくてはいけないのでしょうか？　その一番の理由は「つかれをとる」ことです。ねむることで、体のつかれといっしょに、頭のつかれをとっているのです。そして、ねむっている間に、その日「脳」の中にたくさん入ってきた情報を整理するとも言われています。

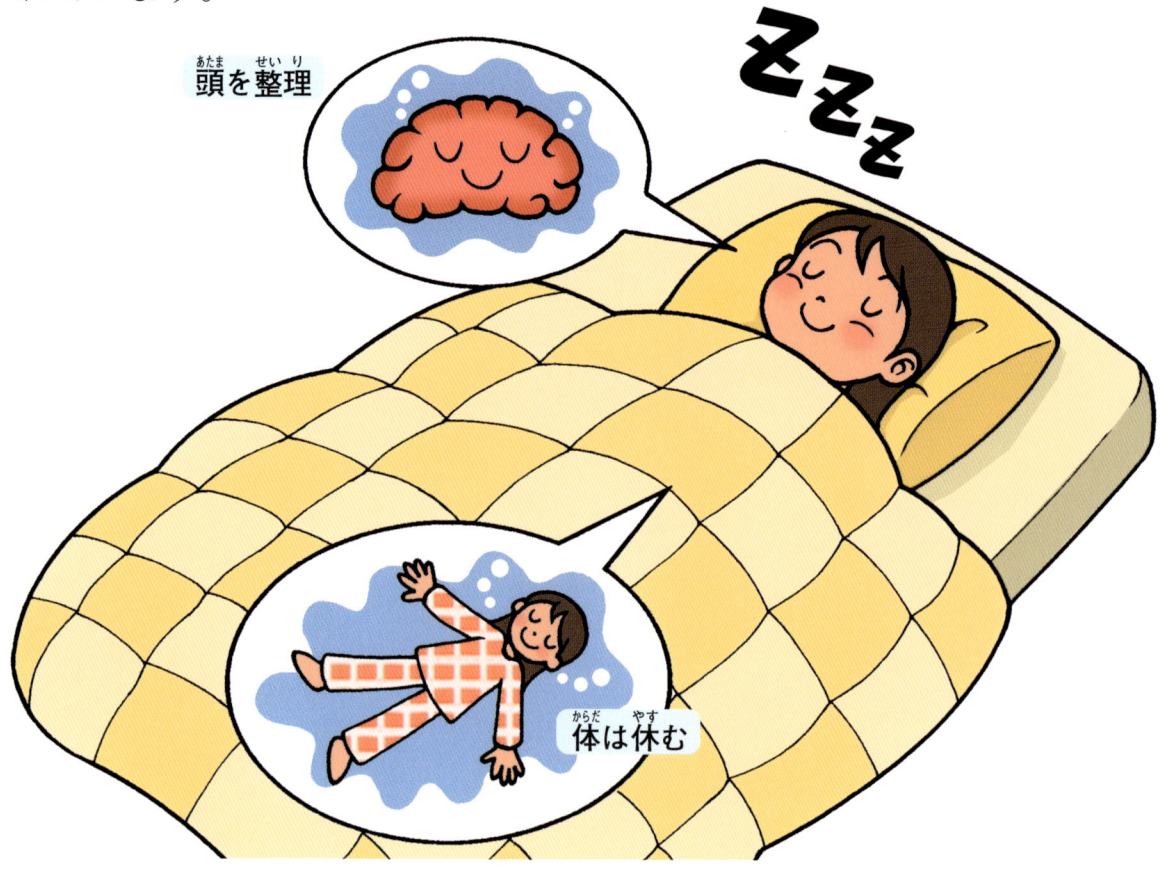

頭を整理

体は休む

「深いねむり」と「浅いねむり」

「ねむり」には2つの種類があります。体も頭も深くねむっている「ノンレムすいみん」と、体はねているのに頭が起きている「レムすいみん」です。ねている間に、このノンレムすいみんとレムすいみんが交代であらわれます。

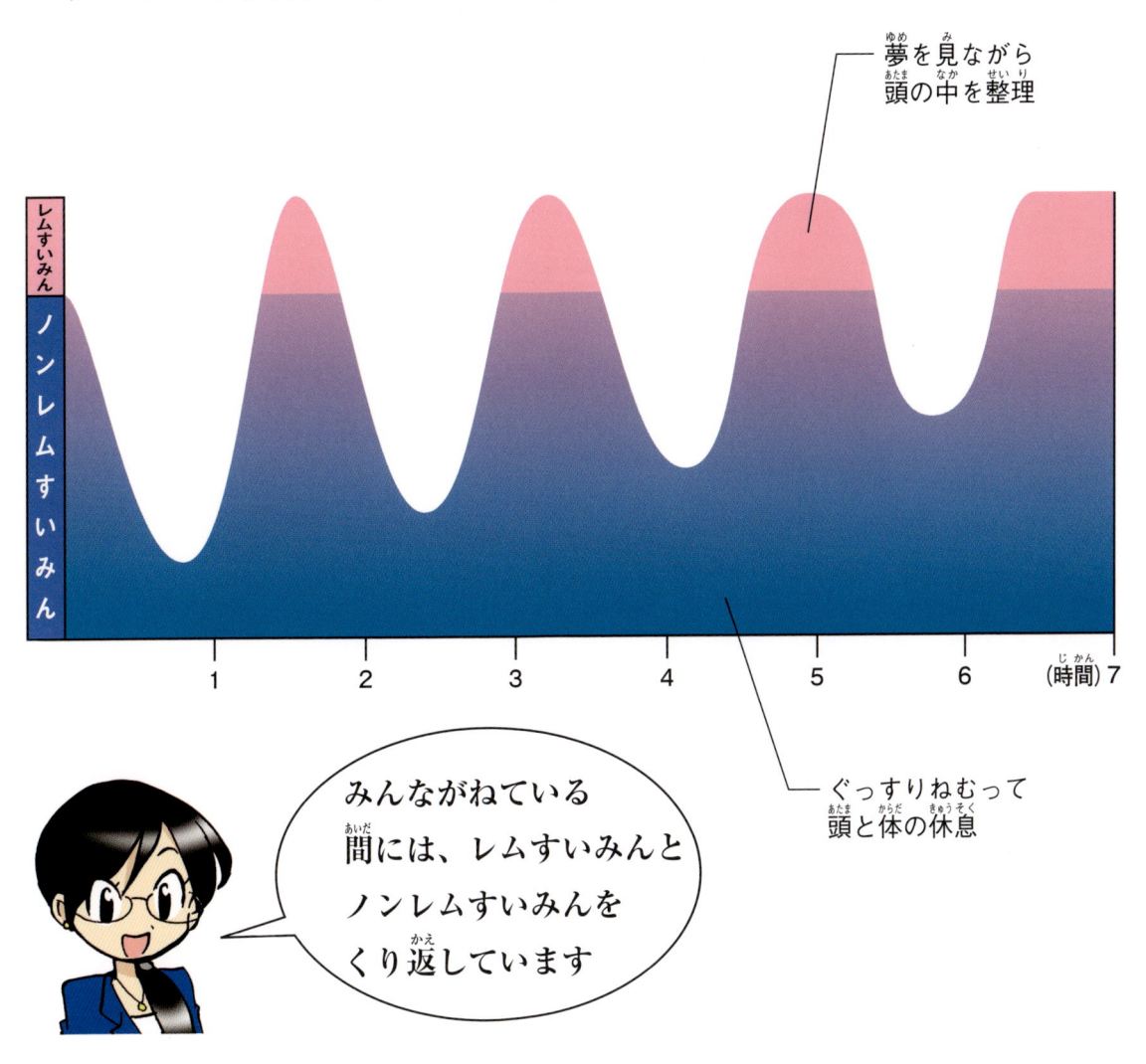

夢を見ながら
頭の中を整理

レムすいみん
ノンレムすいみん

1　2　3　4　5　6　(時間)7

ぐっすりねむって
頭と体の休息

みんながねている間には、レムすいみんとノンレムすいみんをくり返しています

どうして「夢」を見るの？

夢は、脳が起きているレムすいみんのときに見ます。昼間脳に入った情報を整理することで夢を見て、ストレスを発散しているといわれています。

ついつい夜ふかし… なんでかな？

夜ふかしする理由を考えてみよう

ねるのが大事…そう思っていても、ついついしてしまう、夜ふかし。どうして夜ふかししてしまうのでしょうか。見たいテレビがあったり、ゲームをしたり、マンガを読んだりと、いろいろな理由がありますね。自分でも夜ふかしの理由を考えてみましょう。

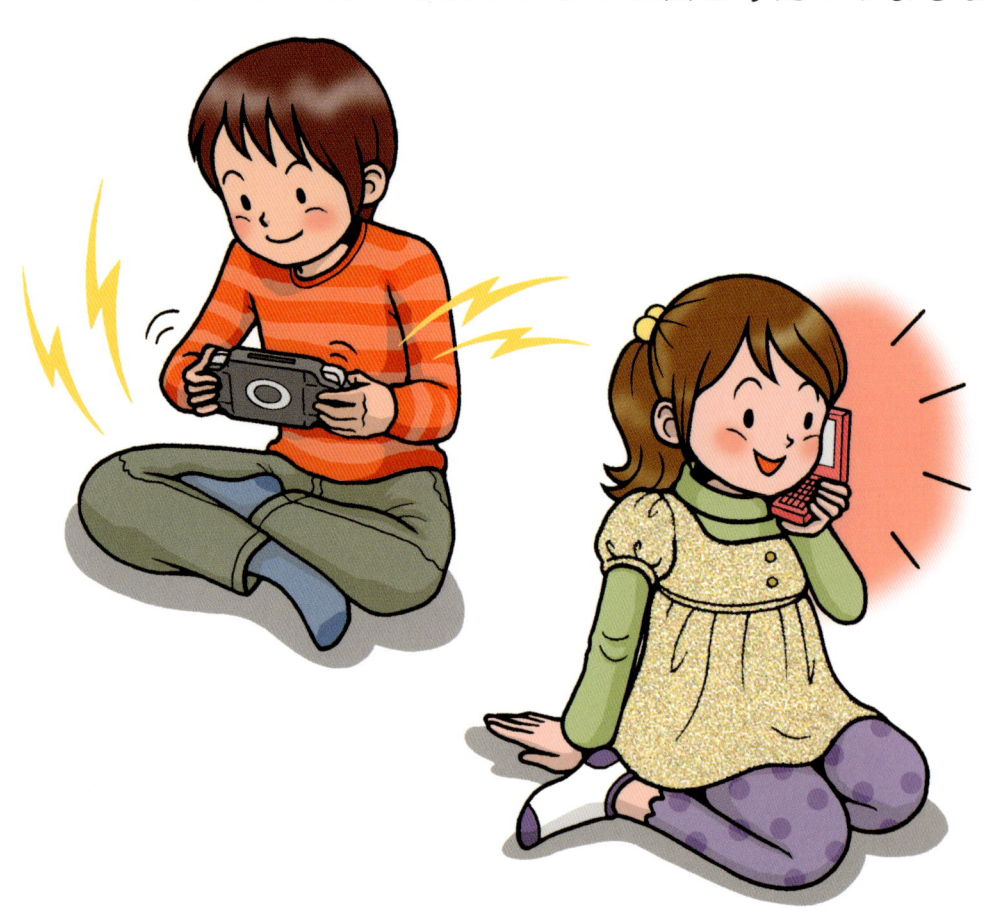

★「夜ふかし社会」にしたのはだれ？

　夜ふかししてしまうのは、子どもだけのせいではありません。夜おそくまでやっているテレビ、24時間開いているコンビニエンスストアやファストフードのお店など、どんどん社会全体が夜型になってきています。夜おそくまで働く人も多いですね。しかし、生活が不規則になるとさまざまな問題が起きてきます。みんなが健康な生活を送れる社会にするにはどうすればよいのでしょうか？

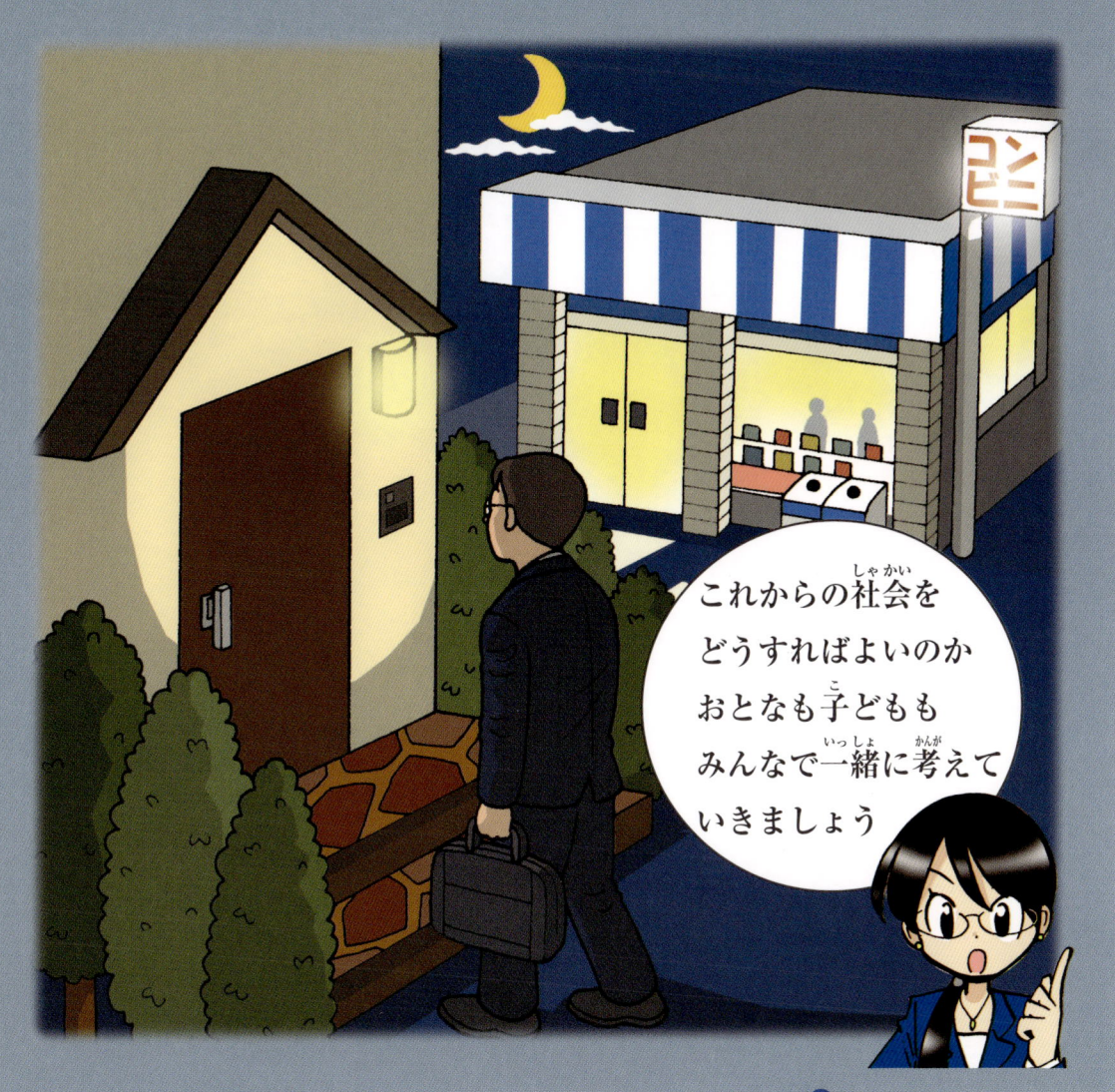

> これからの社会をどうすればよいのかおとなも子どももみんなで一緒に考えていきましょう

夜ふかしは体の毒！

すいみん不足だと、どうなるの？

　ねむる時間が少ないと、どうなってしまうのでしょうか？　まず、すいみん不足だと、前の日のつかれがとれません。つかれがたまってぼーっとしたり、かぜをひきやすくなったりしてしまいます。そして、体が早く老化（年をとること）してしまうのです。

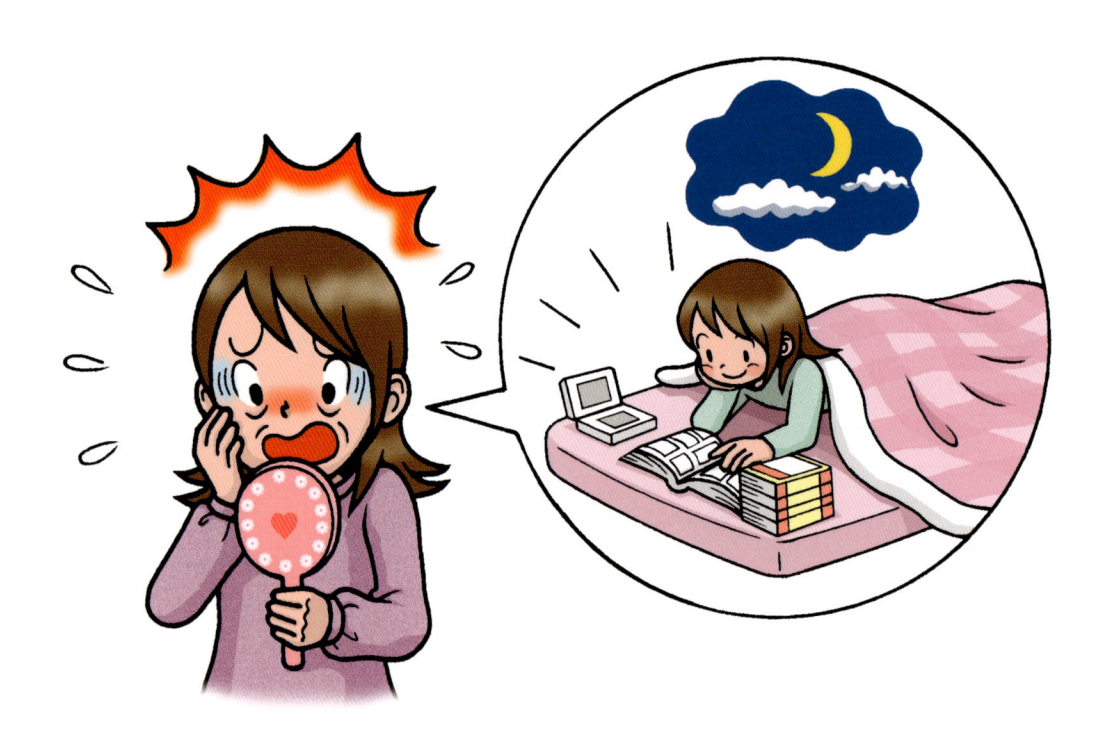

すいみん不足は脳の働きを低下させる

　夜ふかしして、ぐっすりねむれず、朝すっきり目覚めることができないと、朝ご飯もしっかり食べることができません。下のグラフは、朝ご飯をしっかり食べた人といいかげんに食べた人の成績を示したものです。しっかり食べている人の方が成績がいいですね。朝、しっかり食べるためには、夜、ぐっすりねなくてはいけません。そのためにも、夜ふかししないことが大切ですね。

学力の差（受験科目平均点／英・数・国・理・社）

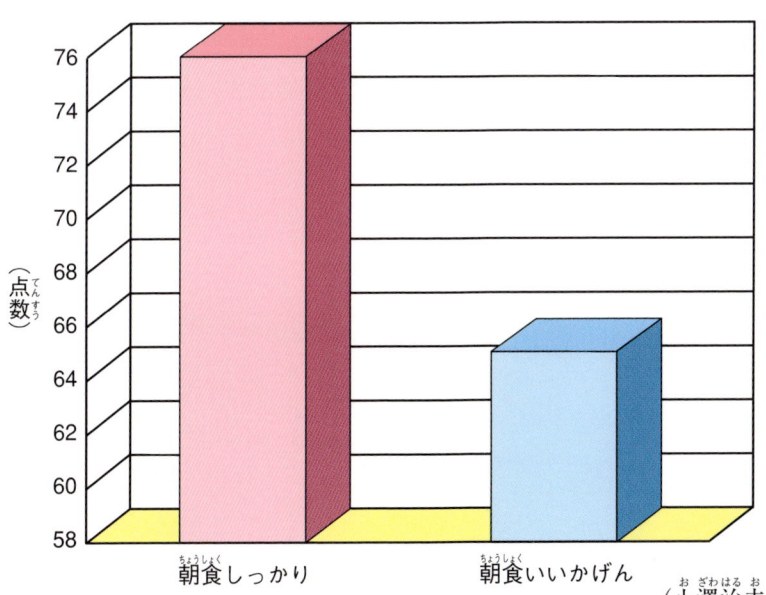

（点数）

	朝食しっかり	朝食いいかげん
点数	76	65

（小澤治夫　東海大学体育学部教授）

夜に元気な動物たち

　「夜行性」の動物がいることを知っていますか。敵に見つかりやすい明るい昼間はものかげや土の中にかくれていて、夜活動する動物です。ふくろうのように、休んでいる動物をつかまえるために夜活動するものもいます。

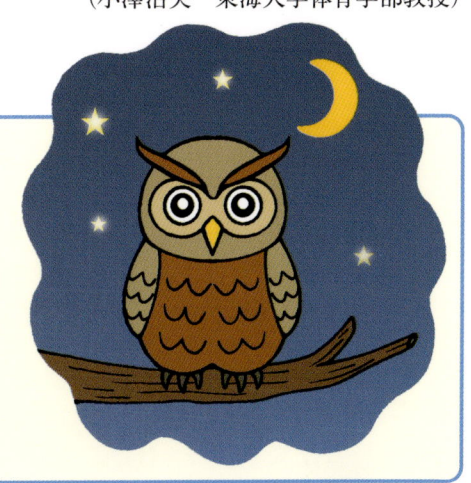

動物のすいみん

　動物もねむりますが、動物の種類によってねむる時間がちがいます。しまうまやうしなどの草食動物は短く、ライオンやおおかみなどの肉食動物は長めです。草食動物はたくさんの草を食べなくてはならないため、食べる時間がねむる時間より長くなっています。

★すいみん時間の長い動物ベスト3※

※（すいみん時間の長い動物ベスト3と短い動物ベスト3はいろんな説があります。）

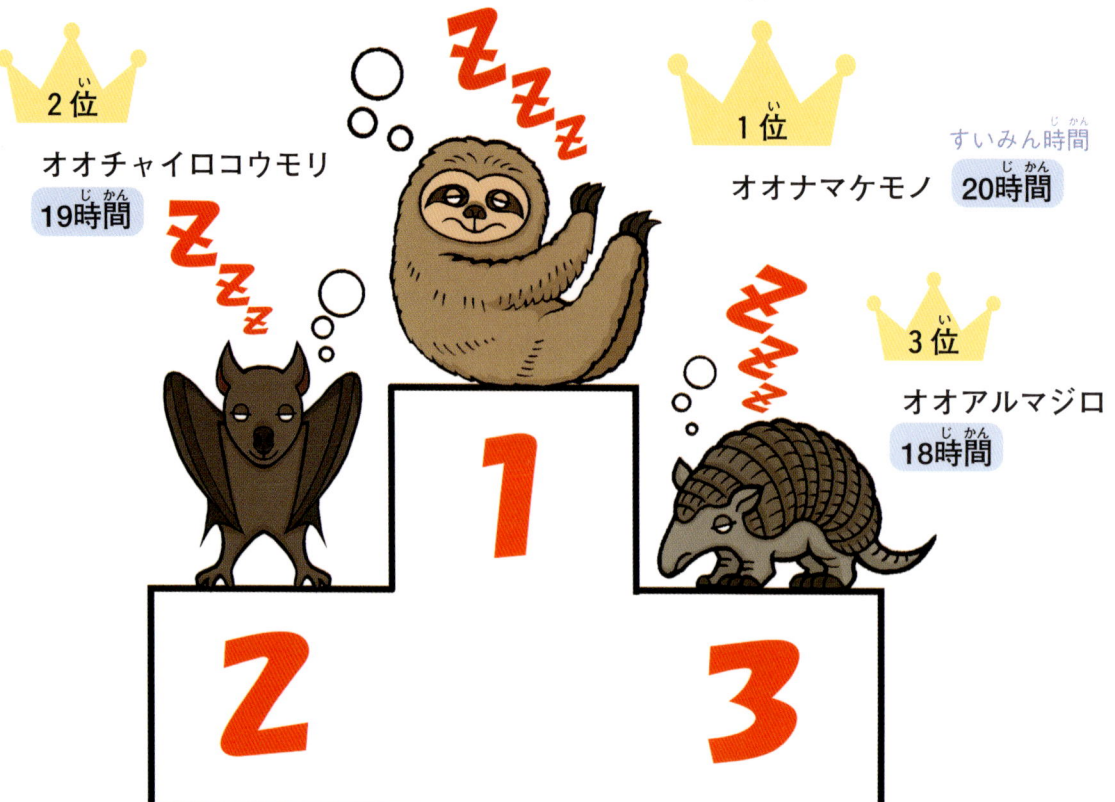

2位　オオチャイロコウモリ　19時間

1位　オオナマケモノ　すいみん時間 20時間

3位　オオアルマジロ　18時間

★ すいみん時間の短い動物ベスト3 ※

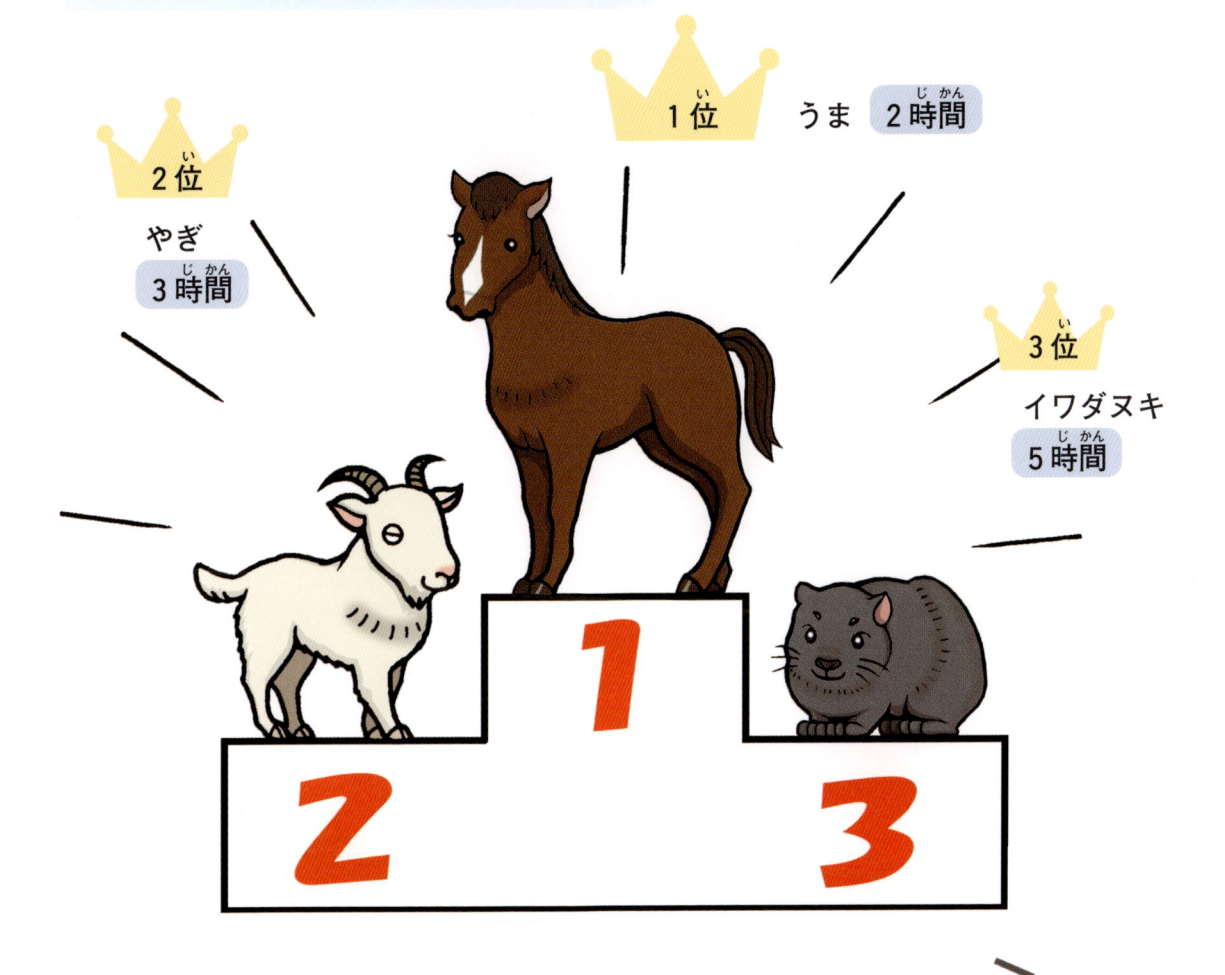

- 1位 うま 2時間
- 2位 やぎ 3時間
- 3位 イワダヌキ 5時間

ペットのすいみん時間は？

いぬやねこもよくねむります。多いときは20時間くらいねます。ペットは人間の生活に慣れているので、野生動物とはちがい、夜もぐっすりねむるのです。しかし、ねているとき、野生の動物と同じように、少しの物音で目を覚まします。

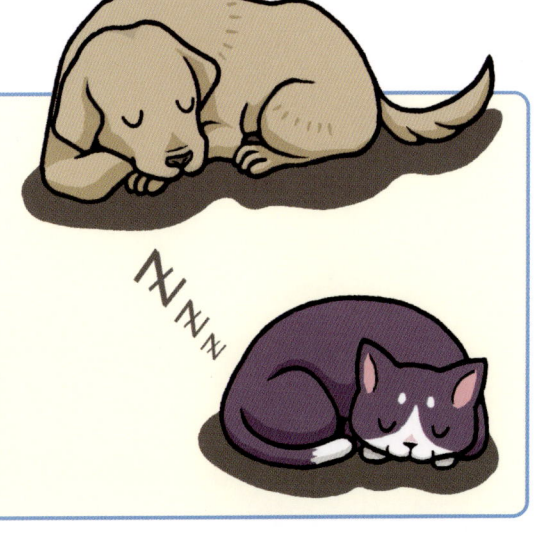

メリハリウイークチェックシート

付録

食事　食事がしっかりとれた人はお茶わんに好きな色をぬりましょう。

	月曜日	火曜日	水曜日	木曜日	金曜日	土曜日	日曜日
朝ご飯	🍚	🍚	🍚	🍚	🍚	🍚	🍚
昼ご飯	🍚	🍚	🍚	🍚	🍚	🍚	🍚
夕ご飯	🍚	🍚	🍚	🍚	🍚	🍚	🍚

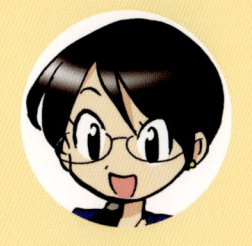

年　組　名前

メリハリ生活をして
一週間を元気に過ごしましょう！

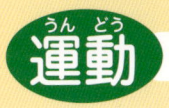

運動
外で元気に遊べた人はサッカーボールに好きな色をぬりましょう。

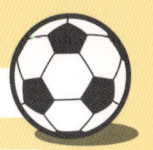

月曜日	火曜日	水曜日	木曜日	金曜日	土曜日	日曜日
⚽	⚽	⚽	⚽	⚽	⚽	⚽

すいみん
起きた時間とねた時間を時計に書き入れましょう。

	月曜日	火曜日	水曜日	木曜日	金曜日	土曜日	日曜日
起きた時間	🕐	🕐	🕐	🕐	🕐	🕐	🕐
ねた時間	🕐	🕐	🕐	🕐	🕐	🕐	🕐

コピーして使ってね！

あとがき

　この書籍セット『こども健康ずかん』のねらいは、「子どもたちが生涯にわたってイキイキと過ごしていくのに不可欠な健康について、自分で楽しく好奇心を持って深く学び、毎日の生活に生かし実践できること」にあります。4巻の各書籍は、小学校3、4年生以上の保健の教科書に対応した内容になっています。また、教科書だけでは伝えきれない大切な内容を、わかりやすいようにマンガやイラストを多用して子どもたちが自ら興味、関心を持ち、意欲的に深く学び取ることができるようにするとともに、頭でわかっているだけでなく、日々の生活に生かし実践していくことができるようにしています。

　この書籍『メリハリ生活』では、読み進めていくと「早起き、早寝、朝ご飯」のメリハリのある生活の大切さを学べるようになっており、子どもたちに多い遅くまで起きている、朝起きられない、朝ご飯を食べないという生活習慣の乱れを工夫改善し、実践を促すようになっています。

　生涯にわたって健康を守るための知識と知恵を学べるこの『こども健康ずかん』をぜひ活用して、できるだけ早期に子どもたちが毎日を元気にイキイキと過ごしていけるようにしてほしいと思います。

　　　　　　　　　　　　　　　　　　　　　　　　大津　一義

さくいん

あ
朝ご飯 22, 23, 24
運動 18, 19
栄養のバランス 24
エネルギー 22
エネルギーになる食べ物 27
おやつ 30, 31

か
体の調子を整える食べ物 27
体をつくる食べ物 26
ご飯中心のメニュー 25

さ
視交叉上核 17
時差ボケ 17
視床 17
視床下部 17
しぼう 27
主菜 24
主食 24
小脳 17
食事 18, 19
しる物 24
すいみん 18, 35
すいみん時間 35
すいみん不足 40, 41
生体時計 16, 17, 20
成長ホルモン 34
世界のご飯 28, 29
草食動物 27, 42
外遊び 33

た
大脳 17
食べ物 26
炭水化物 27
たんぱく質 26
動物のすいみん 42

な
肉食動物 27, 42
脳 17, 36
脳幹 17
飲み物 24
ノンレムすいみん 37

は
早起き 9, 10, 12, 20, 21
早ね 9, 10, 12, 20
パン中心のメニュー 25
ビタミン 27
副菜 24
ペットのすいみん時間 43

ま
ミネラル 27

や
夜行性 41
夢 37
夜ふかし 38, 39, 40, 41

ら
レムすいみん 37
老化 40

監修　大津　一義（おおつ　かずよし）
保健学博士（東京大学医学部）。
順天堂大学スポーツ健康科学部健康学科・同大学大学院教授。
カリフォルニア州立大学健康科学部客員教授（1992年）。
専門は、健康教育学、学校保健学、ヘルスカウンセリング。

〈参考文献〉
『好きになる睡眠医学』内田直著　講談社
『早起き早寝朝ごはん』香川靖雄・神山潤共著　少年写真新聞社

『こども健康ずかん』サポートサイトはこちら
http://www.schoolpress.co.jp/book/kodomokenko/support.htm
書籍におさまりきらないプラスαの情報をお届けします。

メリハリ生活

2009年2月15日	第1刷発行
監　　修	大津　一義（順天堂大学大学院教授）
企画・校閲	保健ニュース編集部
編集・制作	株式会社　パルスクリエイティブハウス
	表紙デザイン　福島　みか
	本文デザイン・DTP制作　鶴崎　いづみ
	編集　安永　敏史
執　　筆	斉藤　ようこ
本文イラスト	橋本　ちえこ
マ　ン　ガ	大岩ピュン
発　行　人	松本　恒
発　行　所	株式会社　少年写真新聞社
	〒102-8232　東京都千代田区九段北1-9-12
	TEL 03-3264-2624　FAX 03-5276-7785
	URL http://www.schoolpress.co.jp/
印　刷　所	図書印刷株式会社
	©Shonen Shashin Shimbunsha 2009
	ISBN978-4-87981-285-8 C8637

本書の無断転載を禁じます。乱丁・落丁本はお取り替えいたします。定価はカバーに表示してあります。